U0059493

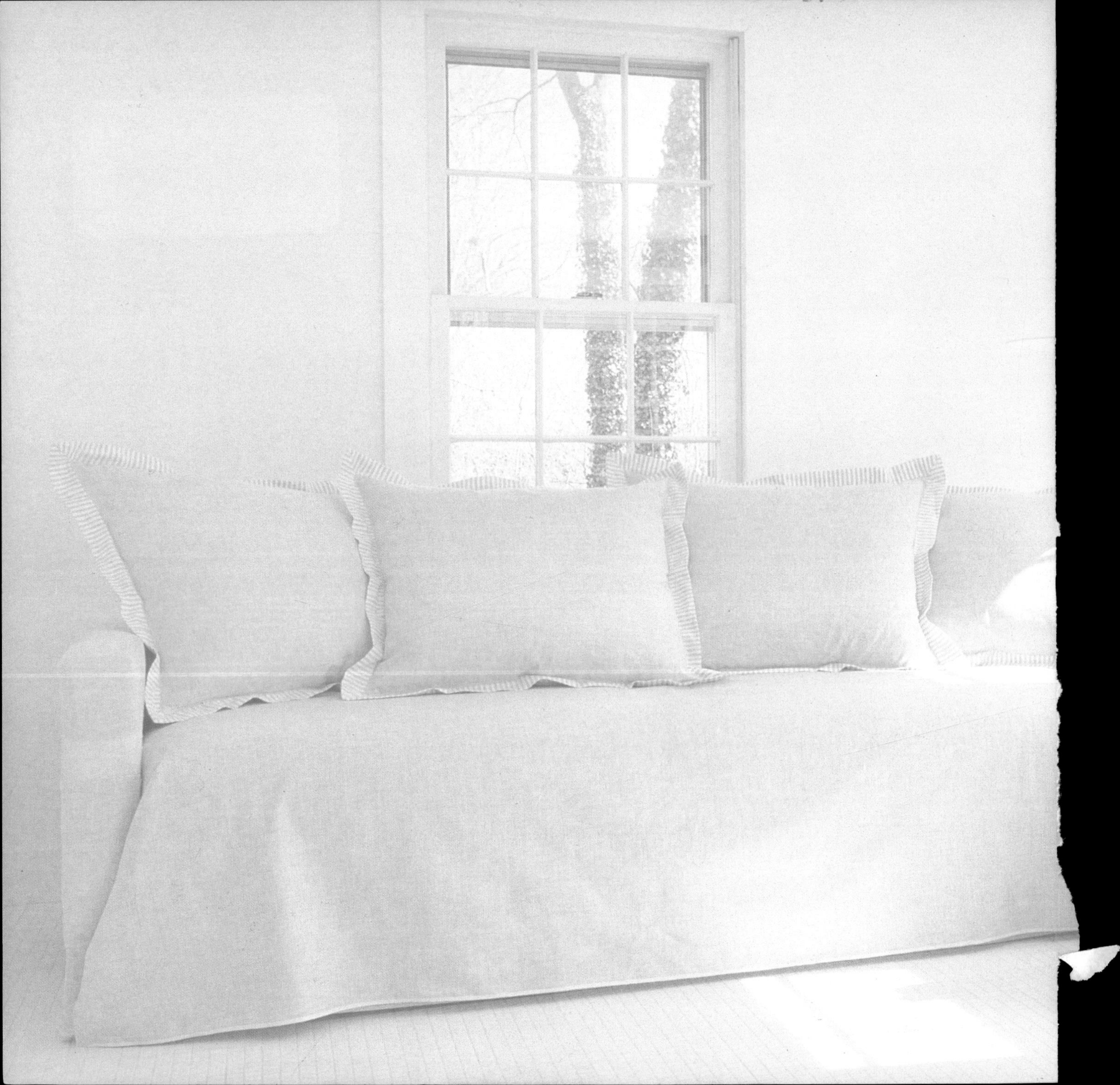

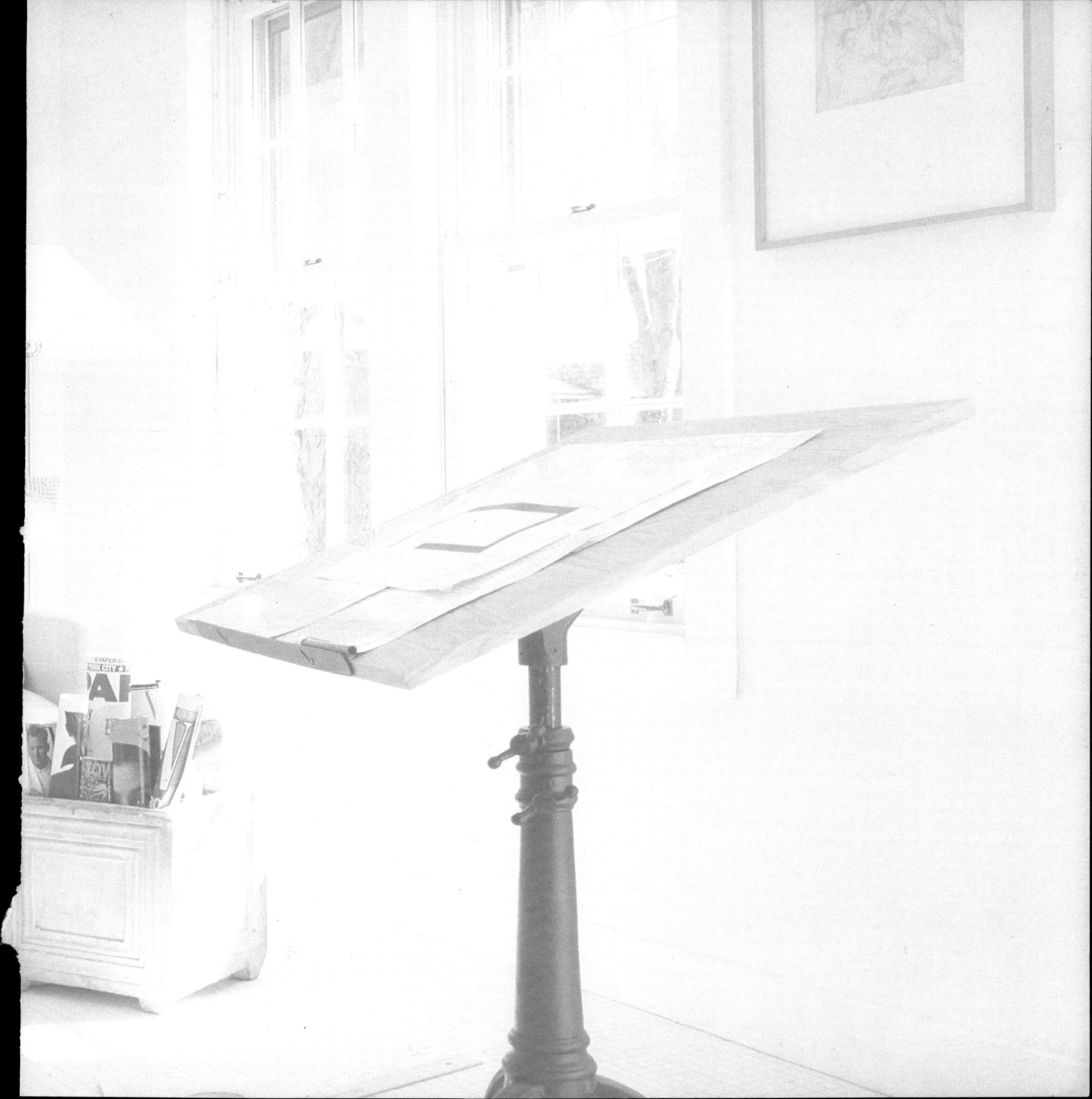

遠離過敏

打造健康的居家環境

the allergy-free home

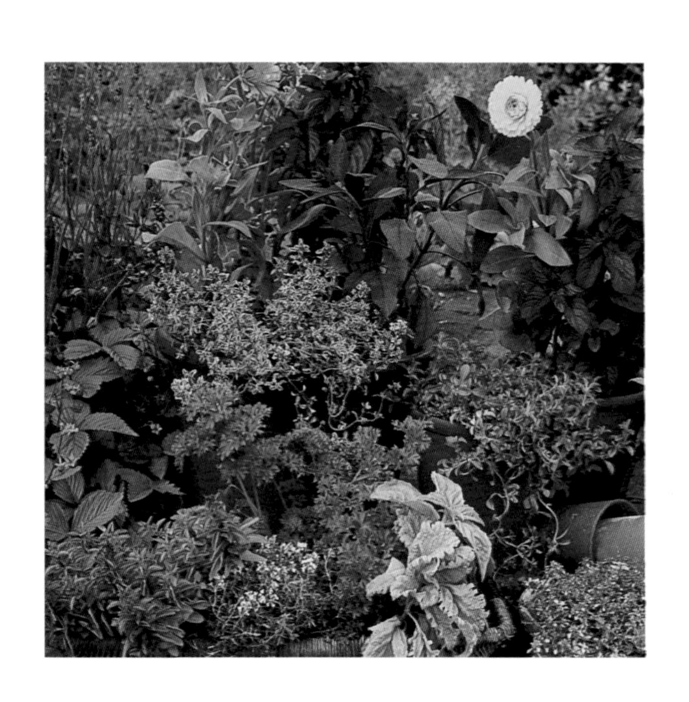

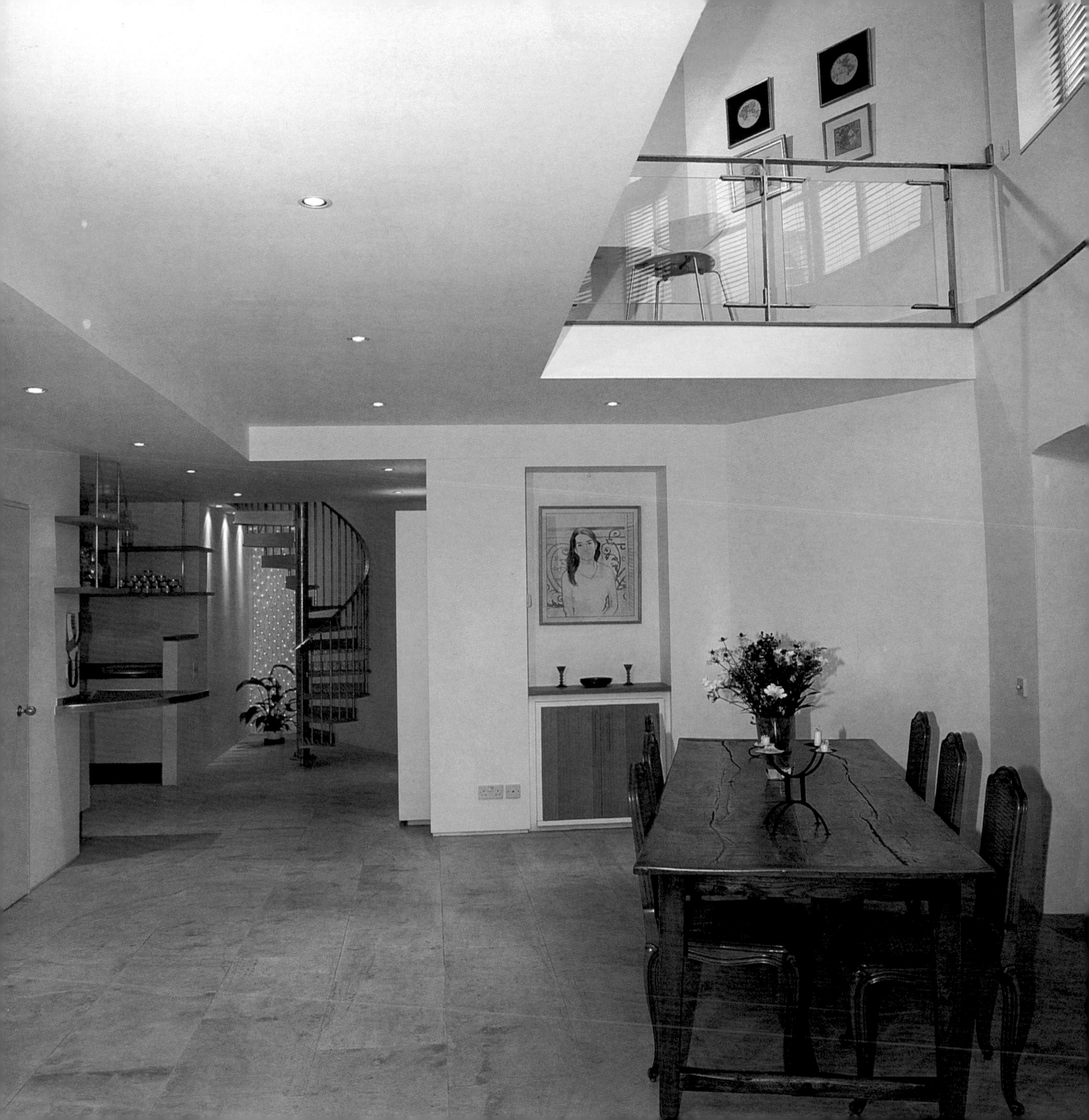

遠離過敏

打造健康的居家環境

維多利亞．達雷西歐◎著
孟昭玫◎譯

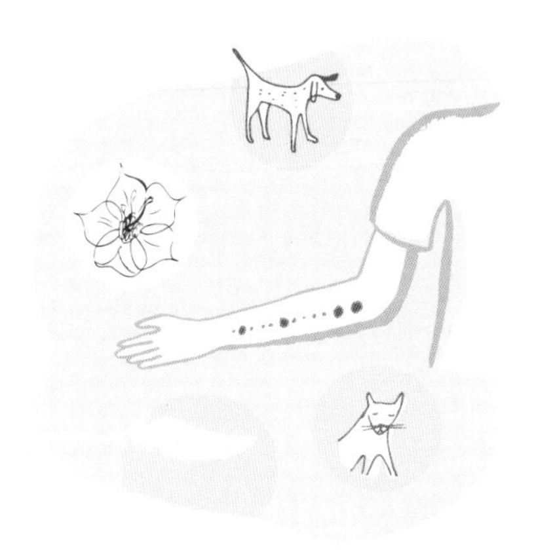

the allergy-free home

A practical guide to creating a healthy environment

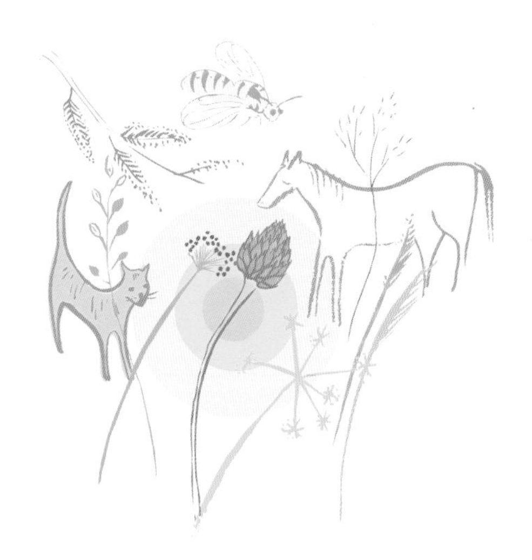

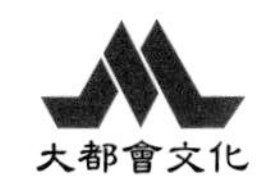

大都會文化

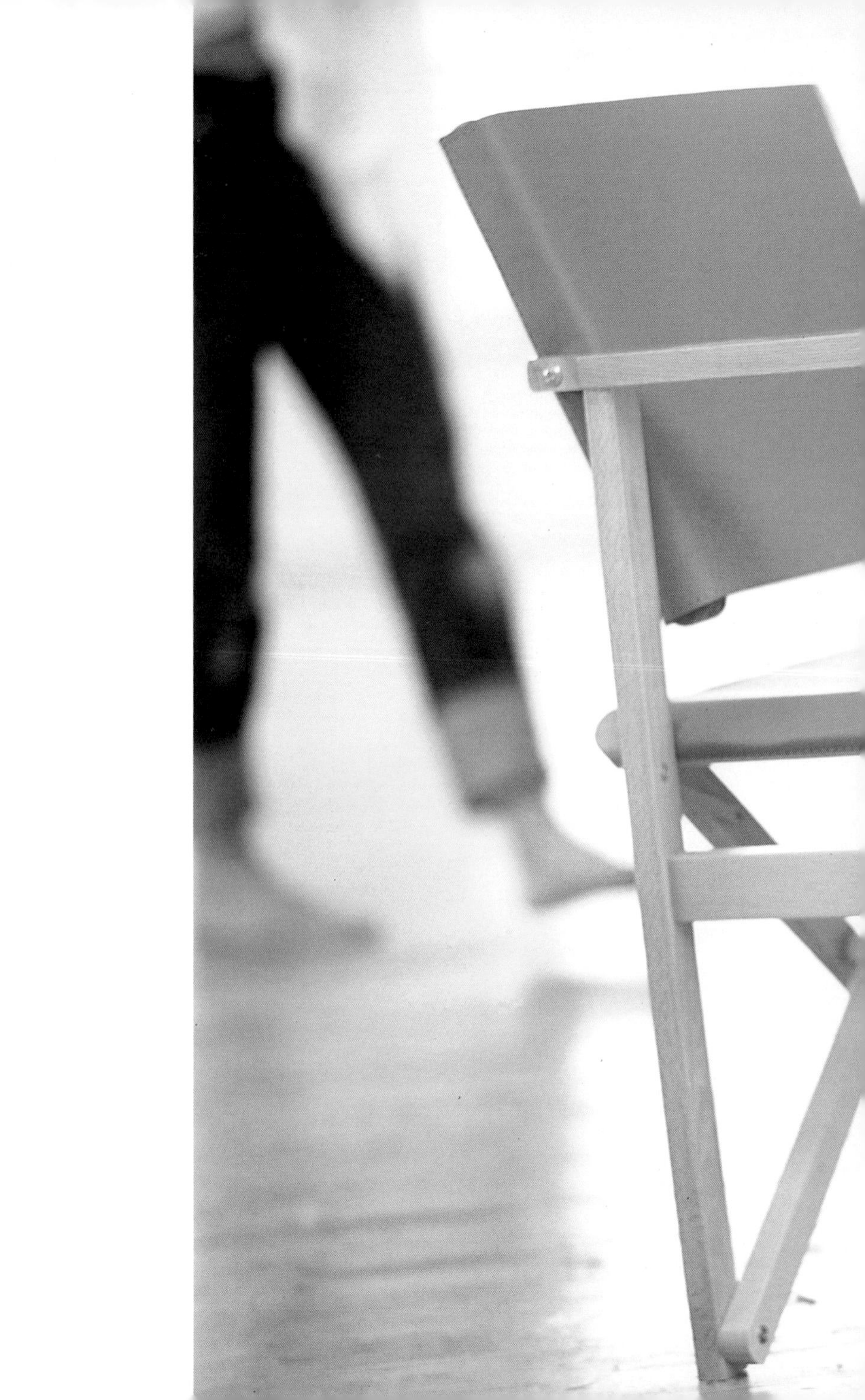

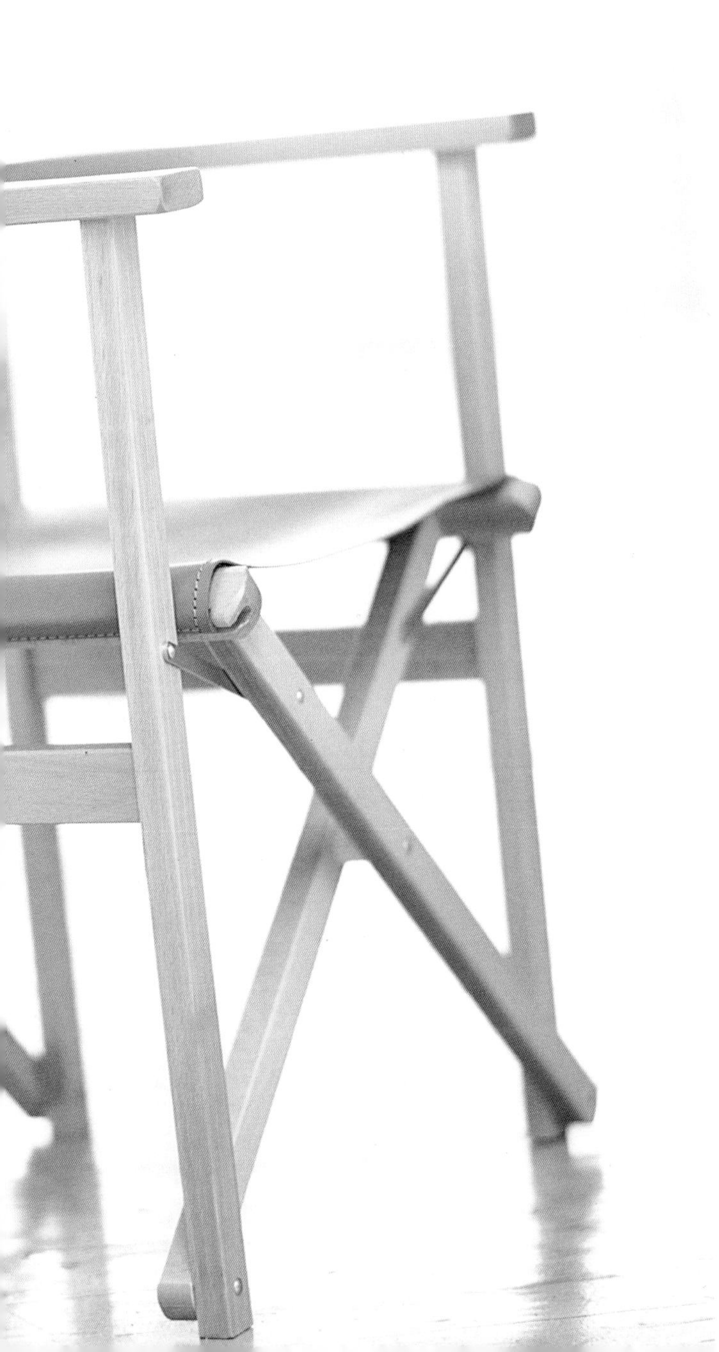

目錄
contents

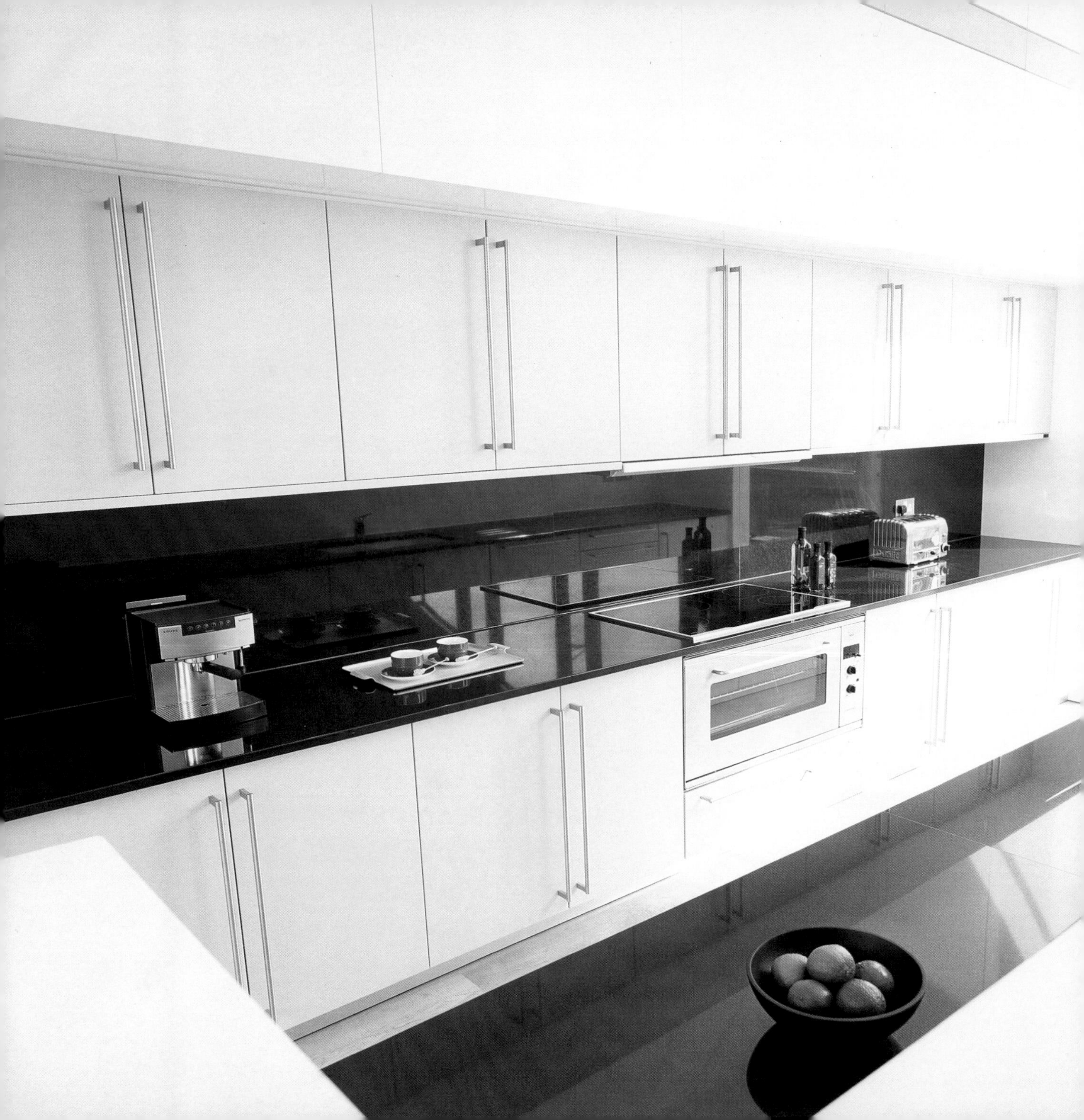

前 言

這個工業化的世界正面臨過敏症的流行，過去四十年來，人們對環境產生的單調自體免疫反應與外來自體免疫反應二者皆有驚人的增加，而且從目前的估計得知，每三人中就有一名為某種類型的過敏症所苦。無論過敏激增的根本成因是什麼，愈來愈多的過敏專家認為室內污染是重要的——甚至是主要的——助長因素。

本書著眼於積極的步驟，以使我們每個人都能在家中以最少的花費和心力減少引起過敏的問題。例如，我們建議您針對居家環境做許多簡單的改變，來大量減少據信會引起過敏病症的室內空氣污染物質；給予您關於塵蟎與黴菌的精確清潔資訊；提供不會造成過敏症的室內植物清單。您也會找到安全與天然清潔產品的調製方法。

我希望在《遠離過敏：打造健康的居家環境》（The Allergy-Free Home）中達成的成果，不僅是向大家證明抗室內過敏之役值得戰鬥，並證明一次一個容易控制的步驟是可以堅守下去的。

我要感謝南安普敦大學過敏課程的講師吉兒．華納（Jill Warner）博士和東尼．福儒（Tony Frew）；英國過敏基金會的慕瑞兒．賽門斯（Muriel Simmons）和莫琳．珍金斯（Maureen Jenkins）；北愛爾蘭首府貝爾法斯特（Belfast）的皇后大學（Queens University）建築學院的湯姆．渥理（Tom Woolley）博士；建築研究機構的傑夫．路耶林（Jeff Llewellyn）；以及東英吉利大學（University of East Anglia）環境科學學院的安德魯．瓊斯（Andrew Jones）博士。

維多利亞．達雷西歐（Vittoria D'Alessio）

導 言

五十年前，難得遇到一名過敏症患者。今日在已開發國家中，有四分之一到二分之一的人患有此症。人類尚不完全了解為何有些人會罹患過敏症，有些人不會：DNA無法解釋這種攀升情形，這種單單只是某人為何較他人容易患過敏症的情形。顯然另有為這種趨勢負責的某種因素正在進行。

仔細檢查發現，過敏症的爆發與一九五〇、六〇年代的經濟奇蹟在時間上不謀而合，而且過敏疾病只有在第一世界國家才日漸成為問題。全世界十三至十四歲人口中氣喘症狀最普遍的國家是英國，其他依次是澳洲、紐西蘭、愛爾蘭共和國、美國。根據調查發現，最低的普遍度是在東歐國家、北非、印度。對很多人而言，這種統計結果令人訝異：過敏——特別是氣喘——普遍被認為是與汽車廢氣及工業有關的一種都市現象，然而它竟然會在綠色空間很多、室外污染相當低的澳洲與紐西蘭盛行，實在很荒謬。室外污染在過敏疾病的染患上不是一個重要因子的想法逐漸被接受。反而，在室內進行的活動，尤其是在家裡，似乎才是該被撻伐的。要是我們之中的大多數人，每天約有百分之九十的時間待在室內，只有百分之五的時間待在室外（其餘時間用在交通上），那麼我們全都相當冒險。

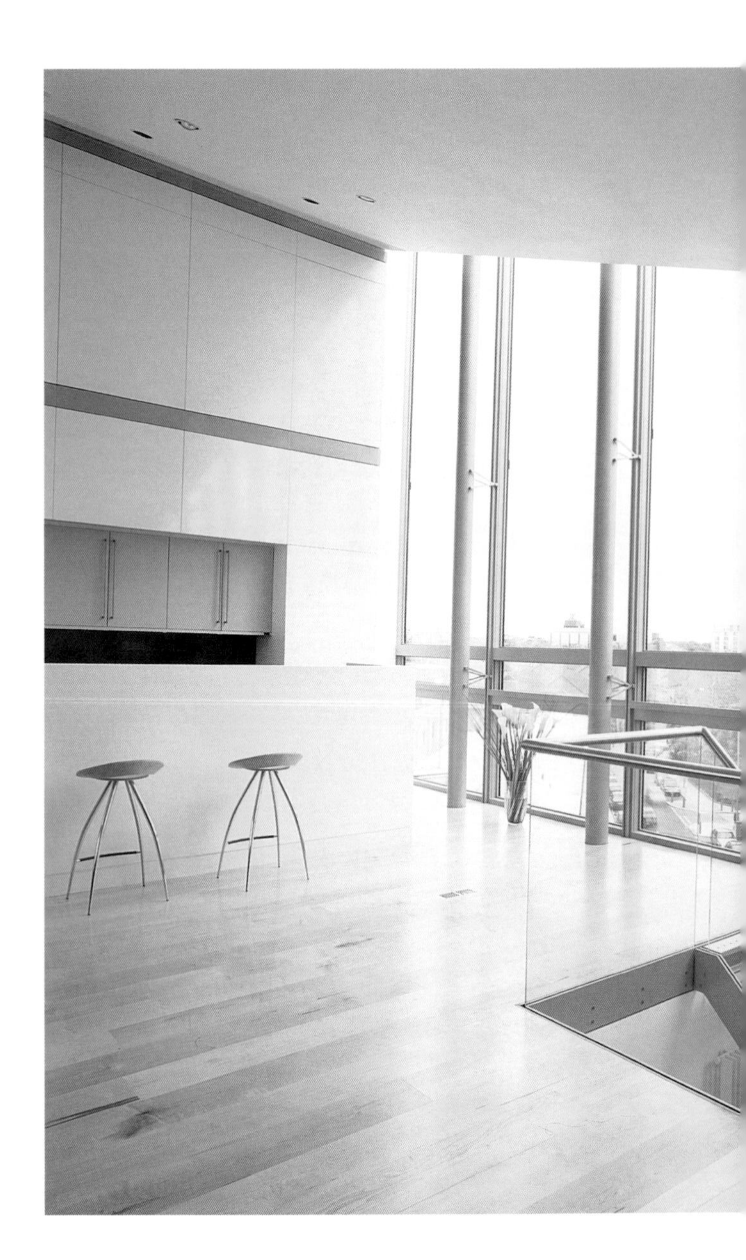

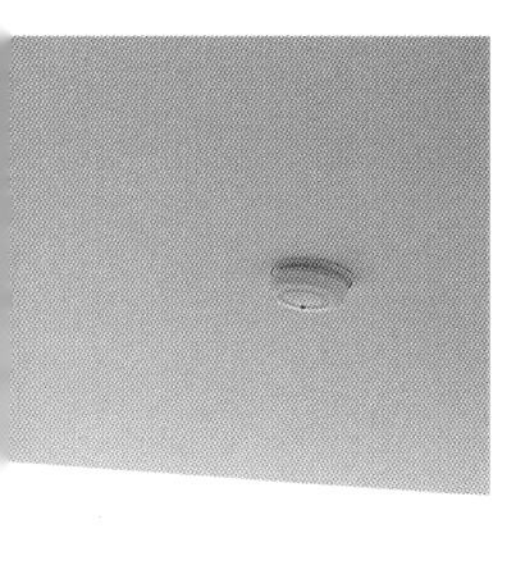

現代、密閉的住家

我們對舒適、厚密裝潢屋子的偏愛無庸置疑該為過敏疾病的急遽攀升大負責任。溫暖、有中央暖氣控制的屋子、滿佈全部地板的地毯、厚窗簾、有襯墊的沙發、鬆軟的靠墊、頂級寢具，全為討厭且極易造成過敏的灰塵與家蟎提供了豪華的生活環境。寵物是過敏的另一顆定時炸彈，不過當代建築中幾乎無法提供適當通風來驅除由家中毛茸茸哺乳類動物脫落的引起過敏的粒子。有三分之一的常見過敏原是黴菌，它普遍存在於現代住宅中，正是因為愈新式的建築愈密閉之故，凝結物會累積得更快，且黴菌得到了可繁殖於其中的絕佳潮溼環境。

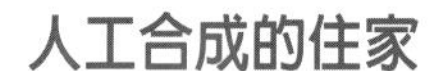

人工合成的住家

塵蟎、寵物、黴菌無疑是家中最容易找到的過敏誘發物，但牠們絕不是唯一的。有實際的證據顯示——特別是北歐國家——有許多用於室內的合成產品也促成了過敏及類過敏病症的增多。這些產物包括家用化學品、合成布料、DIY產品、化妝品、殺蟲劑、香菸煙霧、合法藥品、使用瓦斯烹飪時瓦斯散發的物質。有些經由皮膚吸收；有些則在我們呼吸時進入肺內，在那裡它們留下來，或被吸收到血流中。

目前，調查室內空氣污染與健康牽連情形的研究計劃，得到的補助經費約是室外污染研究計劃補助經費的十分之一。這般經費不足的直接後果是，我們發現我們正置身於一個讓很多人在家中曝露於人造物質的環境中，那是在工作場所或在室外時不須忍受的。

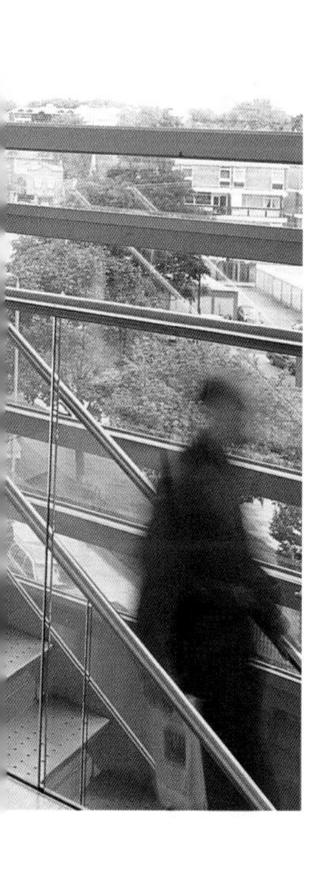

衛生假說

按照擁護盛行的所謂「衛生假說」者的說法，我們正居住在一個對清潔著迷的世界。我們的身體在日常生活中幾乎遭遇少之又少的微生物，而且我們的免疫系統已經開始偏離被保護的狀態，而傾向過敏的反

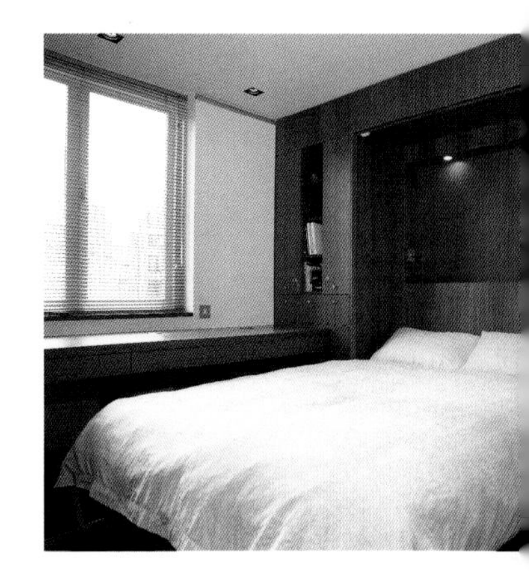

左：一個沒有雜物、窗簾、地毯的住家為遠離過敏症的生活方式，提供了完美的背景。

上：過敏症患者應將尼龍、中密度纖維板（MDF）一類人造織物的使用量減到最低，應選擇以天然織物和天然木材代替——不過阻礙過敏原的掩護物仍應使用於一些天然材質上。

應。換句話說，用來增進健康的措施已經適得其反，使我們比較難以僥倖躲過過敏症。和獨生子、女比較下，年幼同胞兄弟姊妹較不可能罹患過敏症，此一事實更印證了該理論。

根據這個盛行的假說，現代衛生以各種面貌出現：我們居住在過度衛生的房屋內；我們透過疫苗來避免疾病；我們在自身免疫系統達到令人滿意的反應前，先以抗生素消除細菌感染；我們吃了高度殺菌過的食物。

過度殺菌過的食物被認為是有害的，因為它缺乏促進腸菌叢繁殖的微生物，也就是能以某種方式提供抗過敏保護以刺激免疫系統的所謂「友善」細菌。科學家認為我們很快就能給予嬰兒「天然的」接種（inoculations），那可使他們曝露於他們在衛生住家中遇不到的細菌中。

異國飲食

在已開發社會中，醫師已被食物過敏的暴發給神祕化了。現今最令人信服的理論是：我們的腸胃很難適應現代飲食中多樣的異國食材。如果這個理論正確，那麼雖然我們已經在文化上逐漸熟稔異國食材，但我們的身體無法快速跟上，而且當我們的免疫系統將一項新食材視為「外星人」，並進而視為「敵人」時，食物過敏症就會浮現。

失去的連結

以上所討論的一切危險因子都已在過敏症初發、先前存在的狀況突然再發時牽連其中，但無人清楚來龍去脈，而且沒有一項單一因素能充當過敏症的最主要原因來說明一切。一個人患有過敏病況的可能性，幾乎必定要由一連串彼此相關的因素來判定，即使專科醫師也在猜這些因素可能是什麼。問題可能藉由說出我們一週沐浴的次數、洗衣服的頻率、保持健康的方式而更複雜，不過這些都只是在黑暗中的摸索。

為何要在有這麼多未知且至為可疑的危險因子中，擔心這個拼圖中尚未發掘的片段呢？過敏無法根

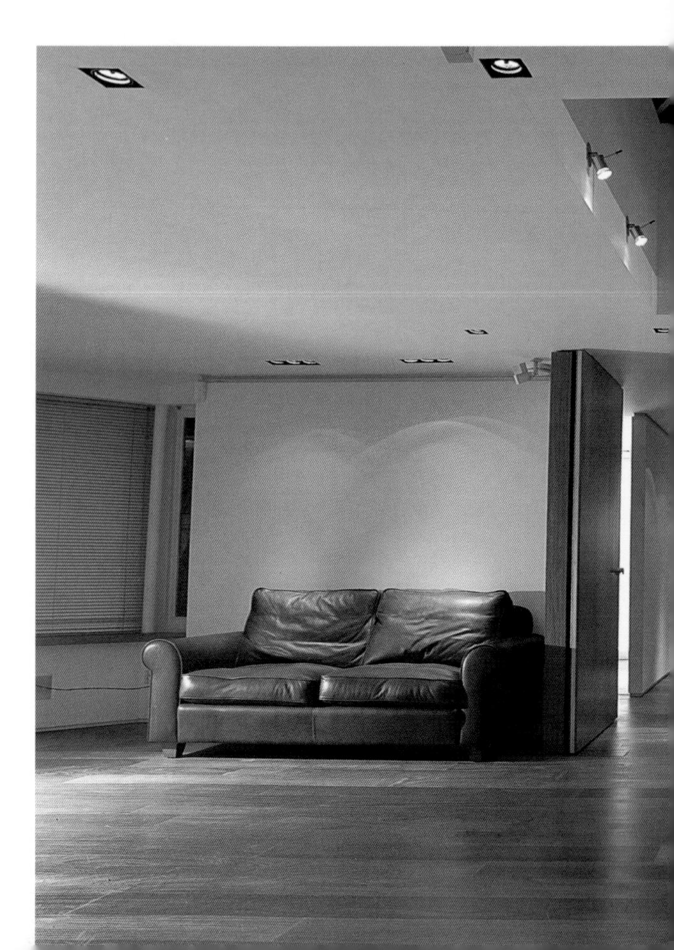

治，但在許多情形中，它可以被預防。而且藉著專心預防——找出並減少過敏誘發物——往往可以在第一時間阻止過敏病症發展下去（此為首要的預防），並紓解之前已存在的過敏症症狀（此為次要的預防）。

如何使用本書

很多人懷疑他們有過敏症，但無法指出疾病名稱，有些人知道他們病況的名稱，但無法列出引發他們症狀的物質。不妙的是，許多過敏症患者不懂得不必把家變成醫院病房，也能避開誘發物的方法。本書旨在指導患者，使他們走過指出過敏症名稱、了解過敏症這二個階段，並達到改變此狀態的終極目標，來導引出更令人滿意的生活品質。

在第一章起始部份列出的「症狀」清單，正是指導過敏症早期患者對可能的診斷（不過必須強調的是，應永遠尋求正統醫學檢驗之助，來確認或反駁自我診斷）獲得自覺之用。接著是對過敏症的完整討論——它們是什麼、它們被認為是如何產生的；再來是解說最新醫學檢驗，這些檢驗可協助人們找出他們環境或飲食中引發過敏反應的特殊分子或物質。第二章研究的是過敏症與類過敏病況的已知與疑似「原因」，或已知與疑似「誘發物」。在最後一章，有數十種家庭適用的可以減少過敏症狀與類過敏症狀的建議，而且在某些情形中可以將它們（不過未必是構成基礎的過敏症）一起消滅。

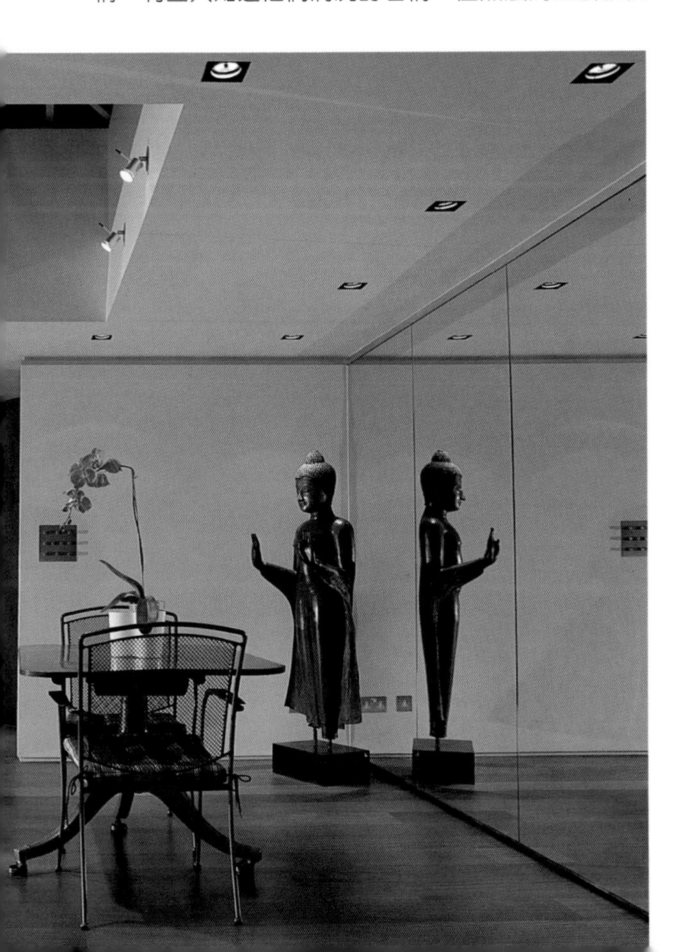

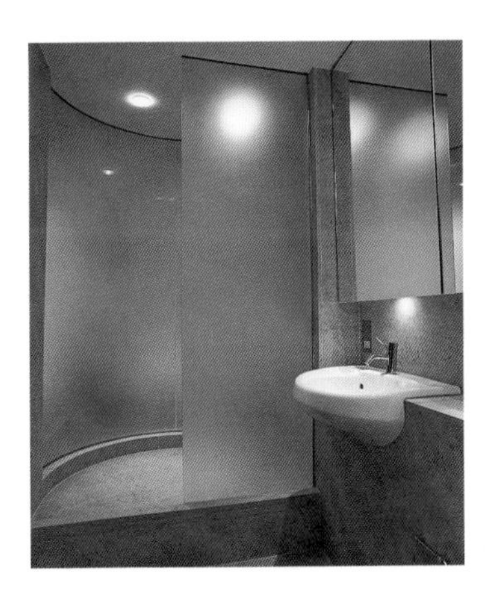

左：要使浴室中的裝潢簡單且天然，要愛用好清理的材質，像是磁磚、玻璃、木材、陶瓷。

較左：對過敏症患者而言，皮椅與皮沙發是襯墊式軟質家飾的絕佳替代品（雖然昂貴）。其上的塵蟎可以輕易拭除，而且，如果您渴望自然的生活方式，您就會喜愛這真正的遁世藏身之所。

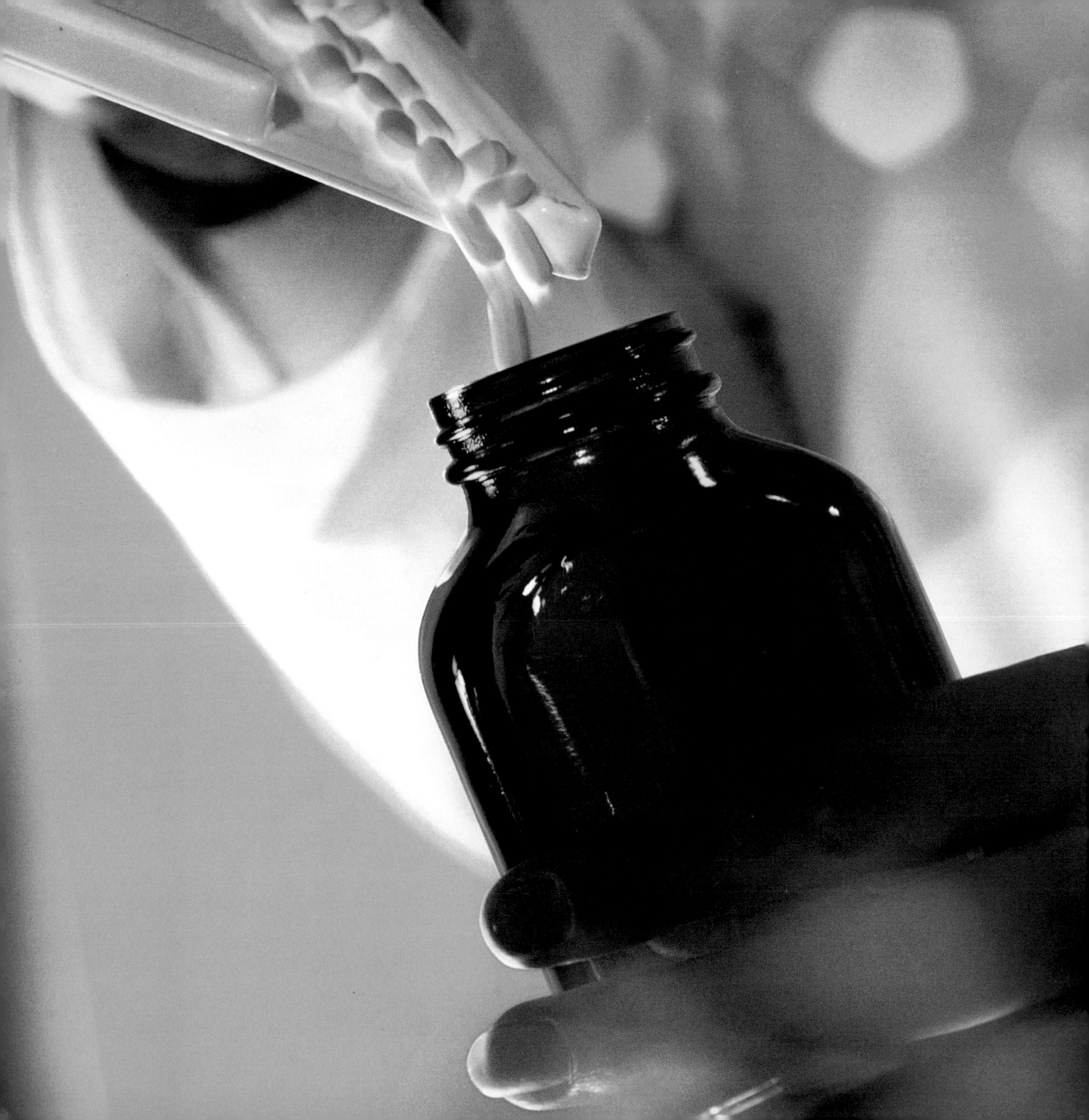

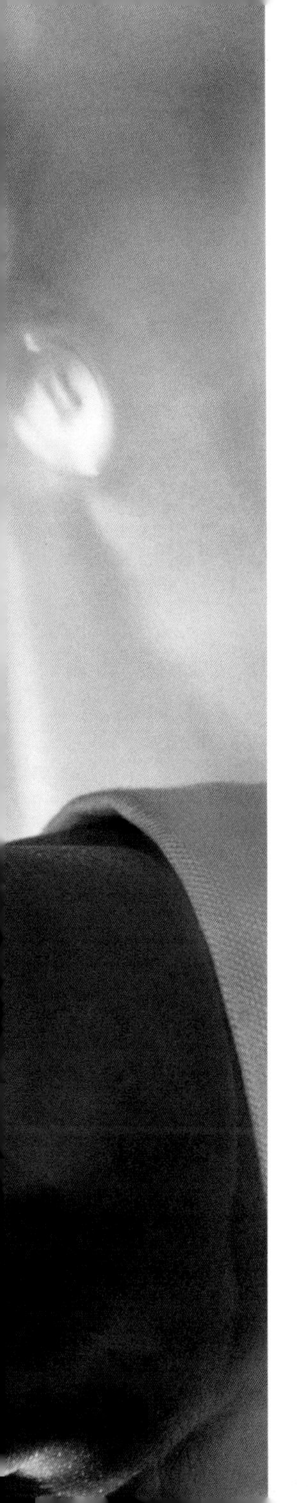

症狀、診斷、治療

symptoms, diagnosis, and treatment

過敏反應發生於身體的免疫系統對正常無害物質過度反應之時，例如：食物中的蛋白質或藥物。這項反應引起的徵狀，從流鼻水與眼睛發癢，到呼吸困難與皮疹都有可能。過敏症會引起過度的刺激與失能、惡化嗅覺、視覺、味覺與觸覺。最糟的是，它會致命。

免疫系統對經它察覺為有害物質者所做的反應是，產生一種特殊抗體來對抗。這種抗體稱為免疫球蛋白E。下次身體遭遇侵犯物質時，免疫系統會從之前的曝露（exposure）「記起」它，並產生更多免疫球蛋白。這使得它在我們體內自己依附到細胞上去，其中最重要的是肥大細胞（mast cells），然後它們會迸裂，並釋出組織胺、細胞激素（cytokines）、白三烯（leukotrienes）及其他化學物質到血流中。這些釋出物質會引起刺激、發炎等諸多過敏反應症狀。

何謂過敏原？

環境中會引起過敏反應的物質慣稱過敏原。幾乎任何東西都可能是某人的過敏原，不過顯然最共同的過敏原是家蟎、灰塵、花粉、寵物、會螫人的昆蟲與某些食物。其實引起過敏反應的就是侵犯物質中的蛋白質。不過有些過敏原——像是盤尼西林——並不含有蛋白質；這些物質必須在體內連結蛋白質，才能誘使免疫反應產生。

判斷過敏症是否會發展下去的，不僅是過敏原一開始進入人體內的情形，還包括其他的助長因素：過敏原的濃度、重複曝露於過敏原中、曝露於多重過敏原中、其他先前存在的非經空氣散播的過敏原、某些藥物的使用。在特定的易受損傷時期曝露於過敏原中，諸如懷孕中或濾過性病毒感染後，似乎都會助長過敏症的發展。

過敏誘發物

「誘發物」是個用來代表激起過敏症狀的任何物質或狀況的名詞。每個有過敏症或不耐症的人對不同的誘發物敏感，而學習避開相關的誘發物是控制既有狀況的一個重要步驟。誘發物可以是一個過敏原或其他某種刺激物。常見的誘發物包括傷風感冒、流行性感冒、其他濾過性病毒感染；以及運動、冷空氣、香煙煙霧、食物、某種DIY材料、家用化學品、香水；除此還有許多其他誘發物。

多重化學物質敏感性

這個狀況以「生活敏感症」較為人熟知，它是描述一個人在家中對化學品超敏感，既對單一高量曝露敏感，也對連續低量曝露敏感。一旦對人體免疫系統造成損害，則人體曝露於任何種化學品中都會誘發症狀。據信在英國約有百分之十五的人，在澳洲約有百分之十七的人，飽受對化學品愈來愈敏感之苦。

不耐性與敏感性

有些人誇大他們對於生活中例行遭遇到的一些物質所產生的類過敏反應。這些物質可能是天然的或人工合成的，而且包括香水、化妝品、新塗的油漆、新地毯、家中化學品、殺蟲劑。雖然症狀與過敏症的那些相關症狀類似，但是對化學品的敏感性，無涉免疫球蛋白或組織胺，因此不被歸類為真正的過敏反應。

告訴一個有敏感性的人說他（或她）的症狀不算過敏症，通常無濟於事；因其等於暗指這病況微不足道。在過敏症誘發物與敏感性誘發物之間有相當多的重疊，本書涵蓋這二種反應。不過，過敏症與敏感性的管理與治療非常不同，所以在診斷時，絕對不可將二者等同視之。

起敏作用

這個名詞是描述身體免疫系統開始識得環境中的某樣東西，然後對它產生反應的過程。起敏作用在開始曝露於侵犯物質或粒子後發生，接下來與侵犯物質相遇，導致身體開始產生過敏或類過敏反應。

家族病史

過敏症的罹患有二個重要的危險因子：環境（例如：家中的過敏原）及遺傳組成。若雙親中有一位患有過敏症，則雙親中的任一位，會將那個傾向遺傳給子女的機率是百分之三十至五十（母親與嬰兒之間的連環遺傳性最強）。若雙親皆有過敏症，則機率升高到百分之六十至八十。在一個家庭裡，過敏症經常共同存在，所以若一位近親有過敏症，則您較可能也患此症。這是因為父母遺傳給子女的是父母發展出過敏症的整個傾向，而不是對一既定過敏原的一個特定敏感性。這個傾向且可能製造出許多免疫球蛋白E。遺傳下來的發展過敏症之可能性也會在患者日後的人生中造成症狀的發生，不只是在兒時。

「異位的」這個字用來形容一堆經常影響家中幾位成員的過敏疾病。過敏症慣常展現出這種遺傳特性，包括異位性皮膚炎、過敏性鼻炎、氣喘。然而，有異位性過敏病況的人之中，有百分之二十的人是他們家中僅有的患者。

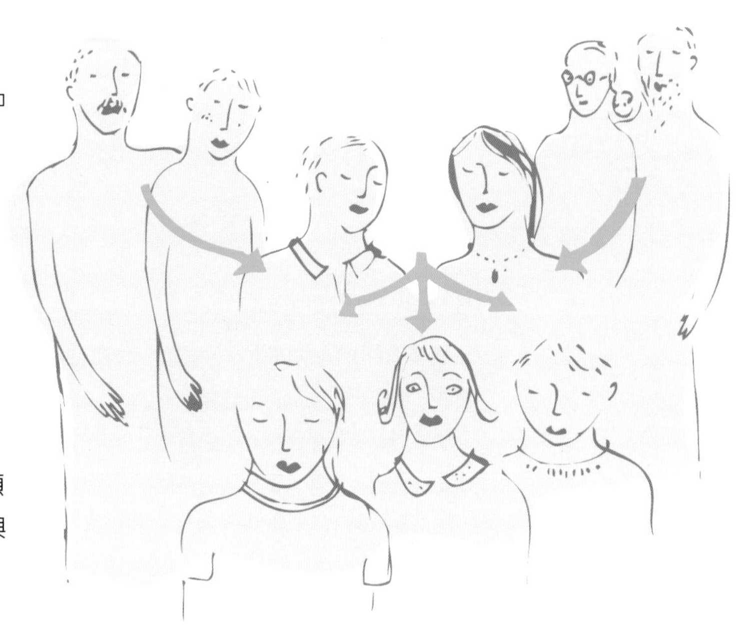

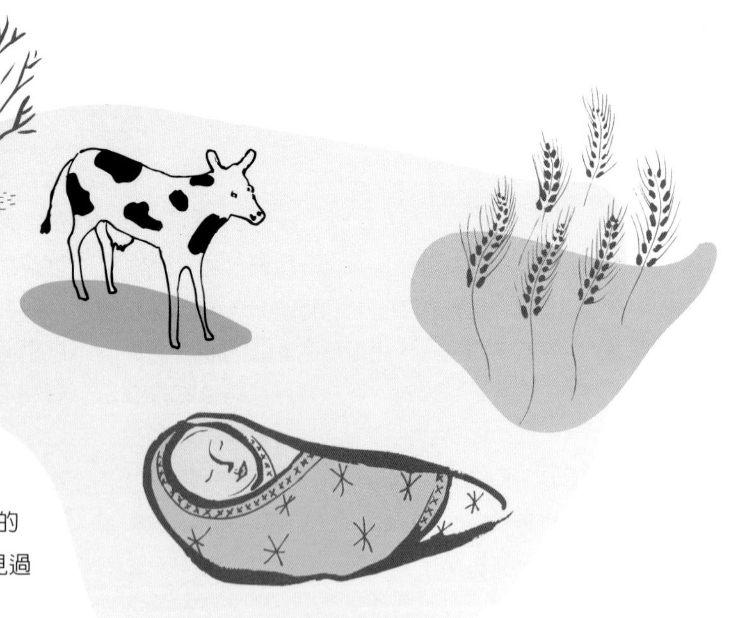

子女

從一出生起，一個逐漸發展出過敏症的嬰兒會顯現與其他新生兒不同的免疫反應，這使得過敏症專家相信在母體懷孕時曾發生某狀況，以致引導胎兒步上過敏之路。南安普敦大學（Southampton University）的研究專門探討母親在懷孕期間的免疫反應，而且在以後的世代，懷孕婦女可能會被建議要避免曝露於常見過敏原中。

有發展出此症傾向的子女，若於嬰兒期這個免疫系統發展不全的危險階段，曝露於大量過敏原中，則他們明顯地較可能罹患過敏症，直到最近，據信在出生後前四個月中只被餵食母乳的嬰兒，可得到某種保護，而免於得到過敏症；不過，新研究發現只有異位性溼疹才如此，而且唯有授乳的母親在避免食用牛乳、蛋類等與幼兒期溼疹有關連的食物時才這樣。

嬰兒身上發生的食物過敏症

雖然幾乎任何食物都是潛在的過敏原，但以下食物最可能在嬰兒身上誘發反應：蛋白、牛乳蛋白質、小麥、花生、芝麻、多刺的魚、柑橘類水果、大豆蛋白質。

老年人中的過敏症

醫師在老年人中比較看不到過敏症的情形。這可能是因為五十到七十年前出生的人，在早年的生活中，比較不可能遭遇到過敏誘發物，因此比較不可能在成年時發展出過敏症。

日後被診斷出有過敏症的人，往往有呼吸方面問題，甚或有氣喘，像兒童般。其他情形是，幼年時的過敏症會伴隨一生，不過年老時症狀變得較不強烈。雖然如此，新過敏症可於任何年齡期冒出來，而且「晚期開始的」過敏症愈來愈普遍。在年紀較大的人之中，要醫師診斷出氣喘很難，因為症狀與其他肺疾、甚或是心臟病相似。有時氣喘與這些狀況其中之一或更多個同時存在。

芝麻

在英國，每二千人中約有一名患有芝麻引起的過敏症，是僅次於花生的第二嚴重食物過敏症。在澳洲，芝麻只在近來才被當做常見過敏食物介紹，對它產生過敏的兒童人數比對堅果類過敏的兒童人數多。

含有芝麻的食物包括呼馬斯（hummus，譯者按：一種希臘／中東的豆泥）、塔西尼（tahini，譯者按：一種中東的白芝麻醬）、哈瓦（halva，譯者按：一種起源於中東的甜點，以磨碎的芝麻、果仁、蜂蜜做成）、某些麵包、多種希臘及墨西哥產品。它也被當做料理與調味用油販售，且甚至使用於化妝品中（例如：學名為Sesamum Indicum L的一種芝麻）。嚴重過敏患者應避免使用任何形式的芝麻。

食物過敏症與不耐症

許多人對飲食中的某些成份有過負面反應的經驗，但其實只有百分之二十的人有真正可以論證的過敏反應。其餘人的反應其實只是對食物產生不耐性。當侵犯食物從飲食中移除後，症狀通常會一掃而去。

一項食物過敏症若要發展下去，過敏原必須貫穿腸壁，並誘發對外來食品中蛋白質的免疫反應，這發生於對該蛋白質產生起敏作用後。在健康的人身上，身體會成功地藉由兩種重要方式來自我保護，以避免過敏原的貫穿：在腸內發現的一種稱做有分泌作用的免疫球蛋白A，這種抗體能減少食物過敏原在腸內貫穿，另一為腸酵素（它的工作是分解食物），它也能減少過敏原的能耐。有食物過敏症的人往往在他們自我的保護機制中具有以下兩個毛病中的一個：可能是免疫球蛋白A缺乏，或是炎性疾病削弱了腸障壁（intestinal barriers）的作用。反應會針對極微量的侵犯食物中發生，而生鮮的侵犯食物最會引起過敏症。烹調可減少或消除它的效力。

食品過敏症最可能發生於嬰兒身上，因為嬰兒腸道發育未臻成熟，這表示他們的消化功能較無效率，而且他們的腸道整合可能有缺陷。當胃腸表面障壁隨年齡而自然增強功能，食物過敏症的發生會愈來愈少，而且通常到三歲時會得到解決。

在成人身上，最常見的過敏原是多刺的魚、貝類、花生、喬木堅果類、蕃茄、巧克力。比較不常發生的過敏原包括草莓、橘子、桃子、椰子、牛肉、豬肉、芝麻、堅果（榛果、腰果、杏仁、巴西堅果）、豆類、芥末、芹菜、馬鈴薯、豌豆。

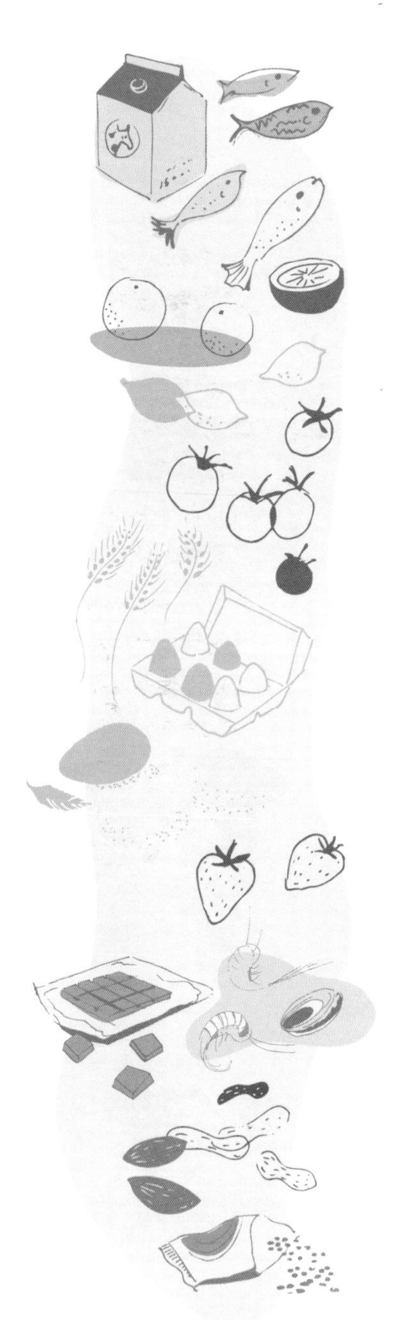

食品標示

研究顯示，在澳洲有百分之零點五的兒童、在英國有百分之二的兒童有花生過敏症，而且症狀每每都是嚴重的。大衆對堅果過敏症的恐懼日殷，以致現在公司會在它們的食品上印上「本品含有微量的堅果」的聲明，即使該產品極不可能出現微量核果，這個警語因為一個實情而引起效尤，那就是嚴重的過敏反應可由微量的堅果誘發，而且即使生產線已經保持一絲不苟的清潔程度，但污染的風險仍在，結果是廠商保證安全的食品愈來愈少，不過，的確有少數的公司供應保證不含堅果的產品。

要記住：有時一項加工食品可能歷經配方的改變，意思是，之前安全的食品對過敏症患者而言可能已經變得危險，絕不要只是因為你曾吃過它，就認為它是安全的，永遠要查看食品標示。

症狀：反胃、嘔吐、胃腸脹氣、腹痛、痙攣、腹瀉。當食物過敏症與其他過敏症有關時，症狀也包括皮疹、溼疹、鼻炎、喘鳴、血管水腫、不時出現的過敏反應。

診斷：除非反應立刻發生於用餐後，否則可能難以找出過敏原，通常是以皮膚針刺試驗或血液檢驗來做醫學診斷。

食物不耐症

食物不耐症發生於食物未經適當分解或吸收時，其往往是因腸道內缺乏酵素所致。這個狀況的例子包括乳糖不耐症（對消化乳糖【乳類中的糖】的無能為力）、腸躁症症候群。有些人對加工食品中的添加物有所反應，其嚴重性常與吃下去的侵犯食品之多寡有關。添加物被加入食品中，以延長它的有效期限或使其更具賣相；例如：加深顏色、質地或香味。如果您已為某種過敏症所苦，像是氣喘或乾草熱，則您最可能對食品添加物產生嚴重反應。通常，最大的麻煩製造者是：

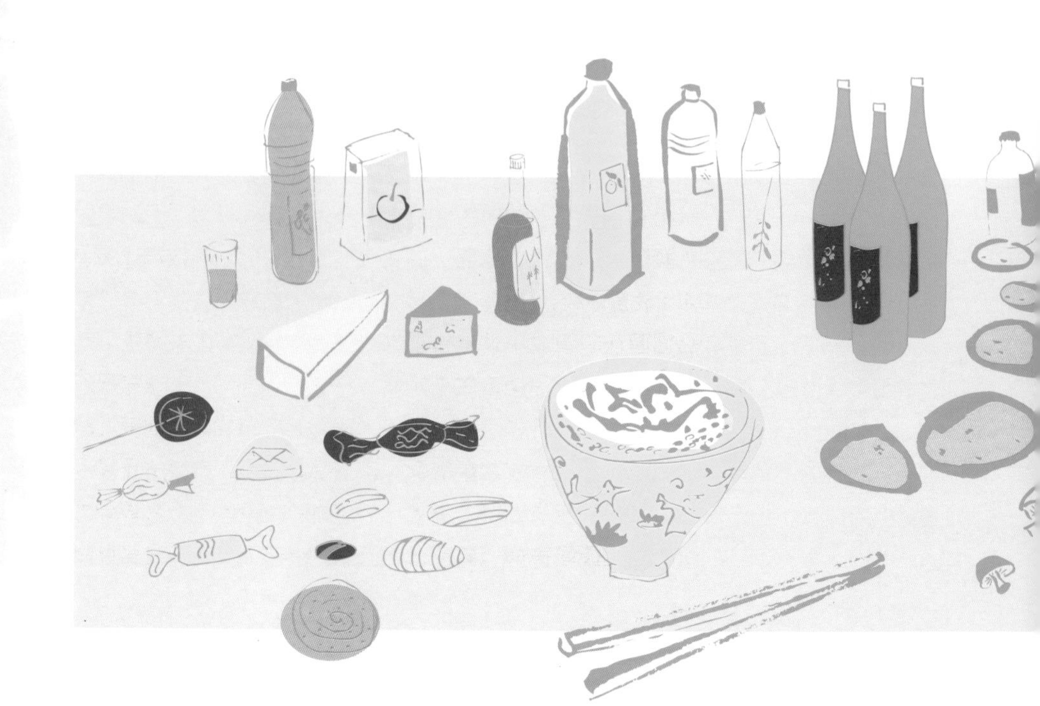

◆ 奶油中抗壞血菌一類的抗氧化劑：用來阻止脂肪與油脂腐臭。抗氧化劑會引起皮疹、蕁麻疹、胸悶。

◆ 黃色五號（tartrazine）一類的著色劑：這是一種會導致組織胺釋放出來，而加重過敏症狀的黃色食品著色劑；許多人認為他們對黃色五號有反應，其實它或許在一千個人中只影響一個人。含有著色劑的食品包括果汁、軟性飲料、料理油、甜點。

◆ 增味劑：這些可使食物的天然味道變得明顯。最為人熟知且最引起爭議的是麩胺酸一鈉鹽（MSG）。含有麩胺酸一鈉鹽的食品包括東方人的早餐、乾燥的快煮湯、醬油。麩胺酸一鈉鹽也自然存在於蘑菇、蕃茄中，關於它的更多資訊，請瀏覽www.truthinlabel.ing.org網站。

◆ 安息香酸鈉：當做防腐劑使用；例如：防止果汁與軟性飲料腐壞。這個物質被認為會比其他任何添加劑製造出更多問題。

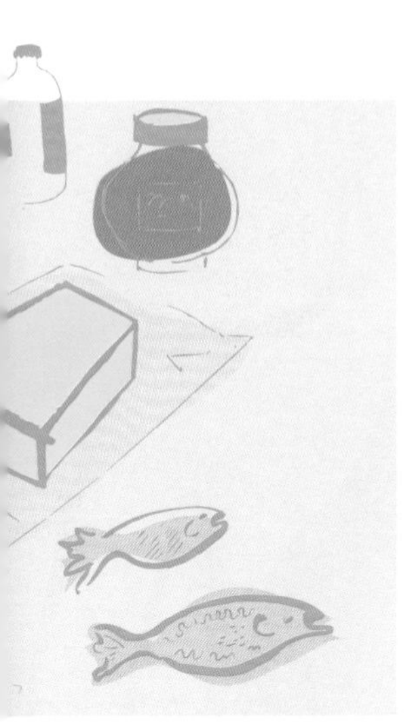

◆ 二氧化硫與亞硫酸鹽：當做防腐劑或漂白劑使用。亞硫酸鹽劑可防止不褪色（例如：乾燥水果與洋芋片）、預防細菌在水果酒、啤酒、某些醬料、醃漬品中滋生。它們必須噴灑在生鮮的農產品上，而且在果汁與濃縮的軟性飲料中可以找到。二氧化硫與亞硫酸鹽會破壞維他命B1，並會引起嚴重的反應，尤其是在氣喘患者身上。據信有多達百分之四十的兒童氣喘病患對這些物質過敏。二氧化硫與安息香酸鈉會在喉嚨後部引起刺癢感，在那些有氣喘症的人身上，還會引起「胸悶」。

◆ 阿斯巴甜一類的甜味劑：這些在低卡路里食品中當做糖的代替品使用。阿斯巴甜可能引起皮疹、蕁麻疹、暈眩、幻覺、頭痛。其他症狀包括喉嚨不適、喘鳴、溼疹加重、胃痛、嘔吐、腹瀉。

◆ 黃色五號與富含組織胺的食物：像是魚類、某些種類的起士、醃漬肉類，還有某些含酒精的飲料，會造成打噴嚏、潮紅、流鼻水、頭痛、喘鳴。

◆ 麩胺酸一鈉鹽：會引起頭痛、脖子後面的灼熱感、胸悶或胸痛（尤其在氣喘病患身上）、噁心、冒汗、臉部有壓迫感，而且四肢、臉部、頭部有刺痛感。

診斷：不耐症往往可透過排除型膳食（exclusion diet）診斷出來。不過，以測量免疫球蛋白G這種抗體含量的血液檢驗，也可以檢驗出食物不耐症。然而重要的是，要注意有許多食物不耐症，無法從化驗室的檢驗找出來。

治療：食物過敏症或不耐症的有效解決方法是從飲食中去除侵犯食物。在嚴重過敏的情形中，這是個極重要的做法。對食品添加物有反應的人應該努力維持食用新鮮食物、非加工食物的習慣。有些研究顯示慢性蕁麻疹患者中，有多達百分之四十的人靠著不含添加物的膳食改善病情，甚至解決了他們的病況。

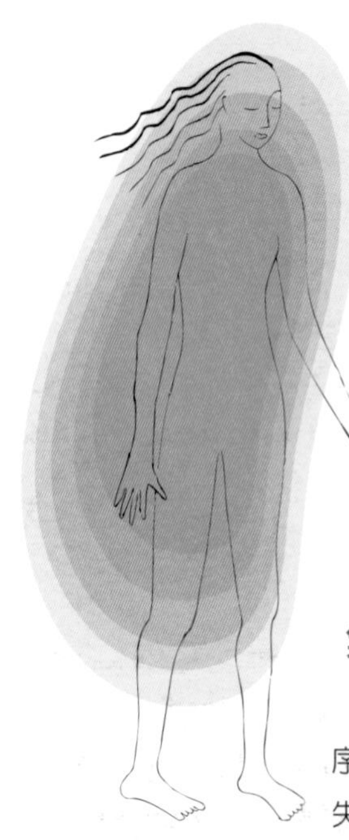

過敏狀況

第三十五頁列出的症狀清單有助您確切指出逐漸傷害您健康的那些狀況。以上是每一種過敏症的詳細描述，以及表中提到的類過敏症，包括：它們是什麼、它們如何生成、通常什麼人會罹患它們、可以如何治療它們。一旦您完全清楚了，您可以做出正確決定，看是需要進一步以適當的醫學檢驗來確認你所懷疑的狀況，或是乾脆消除疑慮。最後，以下的說明也提供了為過敏症所苦者辨識出病況的診斷工具。

氣喘

氣喘是引起氣道內面腫脹、氣道週遭肌肉不適的炎症。這會依序導致肺內的支氣管變得狹窄，進而影響呼吸。氣喘嚴重，可造成失能（disabling），而且在已開發國家愈來愈普遍：約有三百四十萬人每天使用吸器。

氣道的發炎使得感染者對於空氣中懸浮的一切物質都非常敏感。藉由空氣傳播的誘發物很多，所以清單可無限延伸，但在已開發國家中最常見的麻煩製造者是室內過敏原。約有百分之八十的氣喘患者對家蟎過敏、百分之三十三到三十五的患者對貓過敏、百分之十到四十的患者對狗過敏、百分之十到十五的患者對黴菌過敏，空氣污染就像某些藥物、壓力、常見感冒病毒一樣，是另一個重要的誘發物。雖然一名患者在已知的多重系統反應（multi-system reaction）中，同時患有氣喘與食物過敏症二者並非不尋常，但食物過敏症只是氣喘的一個罕見原因（食物過敏症僅佔病例中的百分之五），而乾草熱與氣喘之間的關連並不清楚。

症狀：吃力且嘈雜的呼吸；以口呼吸；胸悶；呼吸急促；咳嗽與喘鳴復發；注意力不集中；睡眠困難。

懷孕

約有三分之一的氣喘症婦女發現她們在懷孕期間症狀加重；三分之一維持原狀；剩餘三分之一的人症狀改善。最大的關切事項之一是寶寶應該得到足夠的氧氣，應有專門設計的醫療來控制氣喘，以保護胎兒，有些婦女有懷孕期鼻炎的狀況，這不是真正的過敏症，可能是由於荷爾蒙改變，或是由於體內血液循環增加造成的。

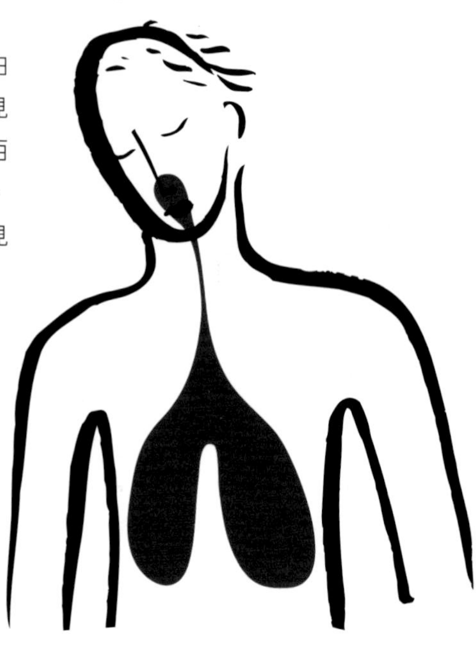

診斷：以皮膚針刺試驗找出過敏原。

治療：抗組織胺、局部類固醇及其他消炎藥、支氣管擴張劑、抗白三烯（antileukotriene）。

鼻炎

鼻炎是一種發生於眼睛、鼻子與咽喉的反應，分為過敏或非過敏二種。過敏性鼻炎發生於靠空氣傳播的分子，而過敏原誘發了組織胺的釋出，並依序造成鼻道、鼻竇、眼瞼的脆弱內面發炎或產生流體後。這個狀況可再分為季節性鼻炎（乾草熱）與常年性鼻炎；前者好發於花粉季節，後者整年都有，而且是本書關切的重點。後者最常見的成因是生物性過敏原，例如：塵蟎、黴菌、寵物。

這病況可於任何年紀時首發，不過它普遍出現在童年時期，其次是二十多歲後期，以及三十初頭時。有些人的狀況會隨年齡增長而減輕，有些人的狀況則會常伴一生，而且此症可於任何年紀首發。

非過敏性鼻炎則是人們熟知的鼻竇炎，而且較常在普通感冒一類的感染後發生。結果產生鼻竇中黏液阻塞情形，這可導致二次感染或鼻內面令人痛苦的腫脹。急性鼻竇炎通常持續達十天之久，而慢性鼻竇炎可長達好幾週。非過敏性鼻炎的其他成因包括鼻形不正常、鼻部息肉、以及其他許多醫界尚不清楚的病症。誘發物包括室內與室外污染、刺鼻氣味、溫度起伏、大氣壓力改變、煙霧。

過敏與非過敏性鼻炎的症狀太近似，以致有經驗的醫師也難做診斷。使之更複雜的是，二者的症狀經常重疊。例如：過敏性鼻炎引起的鼻黏膜腫脹為感染提供了最佳生成環境，所以有時過敏性鼻炎可以成為慢性鼻炎的間接誘發物。

各種鼻炎的症狀：打噴嚏；鼻塞；以口呼吸；流鼻水；鼻子、喉嚨、顎、眼、耳搔癢；耳道阻塞；蒼白色的黏膜；面部疼痛；頭痛；黏膜炎；注意力不集中；睡眠困難。比較罕見的症狀是：鼻部息肉、下眼窩黑眼圈（由鼻竇附近增加的血液流量造成）、疲勞、聲音改變、過敏性咳嗽、嗅覺喪失或改變。

診斷：要幫助醫師區分過敏性與非過敏性鼻炎，必須使用耳鏡，它使醫師能檢查鼻子與鼻竇內部。若有疑似過敏症，會執行皮膚針刺試驗。

過敏性鼻炎的治療：以下藥劑處方可單獨或合併，由醫師開出：抗組織胺；局部鼻用類固醇與眼藥水；吸藥；色甘酸鈉（cromolyn sodium）；免疫療法。

非過敏性鼻炎的治療：這可包括去充血劑一類的口服藥，治療急性細菌性鼻炎的抗生素及治療慢性鼻炎的較長療程抗生素（有時長達六週）；矯正鼻形的外科手術；鼻部息肉的去除；鼻部類固醇噴劑或滴劑；或治療構成基礎的過敏症（an underlying allergy）用的短期類固醇錠劑療程。

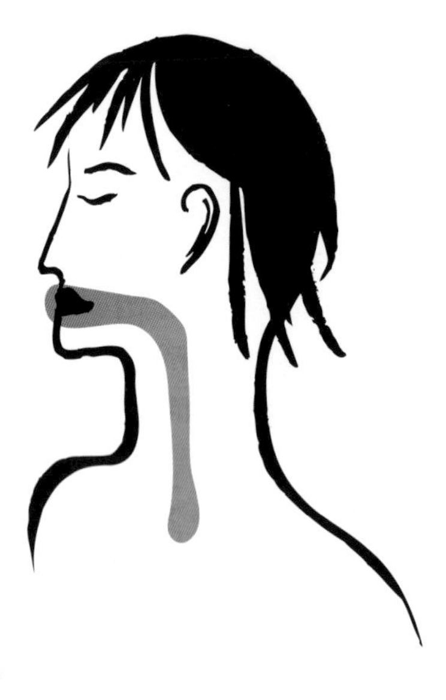

口部過敏症症候群

有些有食物過敏症經驗的人，有過嘴唇上、口腔內、喉嚨內的局部組織反應，也就是已知的口部過敏症候群。生鮮的水果和蔬菜是常見的誘發物；不過有些人則對蛋類和貝類過敏。而且，口部過敏症通常會和花粉過敏症一起發生，那時免疫系統會錯把攝取到的一個成份當做花粉。反應慣常發生於攝取了侵犯食物後的數分鐘內。它們鮮少嚴重，而且通常很快消失。

症狀：局部症狀包括嘴唇、口腔或咽頭（pharynx）的發癢；以及嘴唇、舌頭、顎、喉嚨的血管水腫，偶爾也會出現水疱。最糟的是，口部過敏症候群中出現聲門水腫（氣管中有流體）的現象，通常在人對芹菜過敏時發生。口部過敏症候群可能在身體其他部位，以蕁麻疹、鼻炎、結膜炎、氣喘或過敏症出現（有口部過敏症候群的人之中，約有百分之二的人結果會為過敏症發作所苦）。

診斷：以完整的病歷、皮膚針刺試驗或血液檢驗來找出過敏原。

治療：過敏原的避免；抗組織胺；腎上腺素（有過敏症發生時）；對構成基礎的花粉過敏症的適當治療。

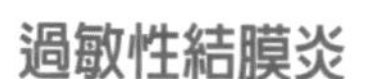

過敏性結膜炎

每十名過敏症患者中，有六名會感染這項眼疾，而且是由許多藉著空氣傳播的過敏原；與許多來自樹木、草、豕草（ragweed）花粉的刺激物，與來自動物的頭屑、塗在皮膚上的藥、化妝品、家用化學品所誘發。季節性的過敏性結膜炎通常與乾草熱的發作有關，而在過敏反應期間配戴隱形眼鏡是不智的，因為它可能會使症狀更糟，或導致眼睛感染。

反應

當家中其他成員一直乾眼時，可能只有您一天中有半天在流眼淚；這是因為一個人出現過敏反應的風險機率是視一系列互相關連的因子而定，例如：他們的遺傳組成、身心健康狀態、污染物的濃度、每一次曝露其中多久、頻率如何。

症狀：紅腫的眼瞼膜；眼瞼結成硬皮；紅、癢不適、淚汪汪的眼睛；流鼻水；一再打噴嚏。

診斷：以皮膚針刺試驗或貼布試驗來找出過敏原。

治療：以潤滑眼睛的眼藥水（有時稱做人工淚液）減輕腫脹，在眼部冷敷能帶來舒緩。抗組織胺錠劑可減輕搔癢、紅腫、不適。含有抗組織胺與去充血劑兩種成分的眼藥水被用來減輕症狀並預防復發，但不應使用它們達兩星期以上。其他顯現對改善搔癢與淚汪汪眼睛有效，且能防止症狀重現的藥物有：酮咯酸氨基丁三醇（ketorolac tromethamine）（不適合對阿斯匹靈或布洛芬【ibuprofen】過敏，或有出血病症的人）、左卡巴斯汀（levocabastine）、鹽酸奧洛他定（olopatadine）。如果過敏性結膜炎嚴重的話，有時會使用類固醇眼藥水，但病患應與醫師先討論副作用的問題。

溼疹

溼疹指的是皮膚的一種病害，用來描述對任何出現發紅、結水疱、鱗屑狀、易剝落成薄片狀、搔癢或疼痛的皮疹。它來自一個希臘字，意思是「沸溢」，在英國已影響了五百萬人，在澳洲則為三百萬人，其中百分之十的人會終身帶有此症。

治療：緩和刺激的乳劑、類固醇乳劑或溼布裹法。溼布裹法對有嚴重溼疹的兒童是一種極為有效的治療，尤其是能有效打破令人擔心的抓破—搔癢循環（細節請見第二十九頁）。不過，這項治療絕對必須在醫界監督下進行，因為溼裹感染的皮膚，會造成慣稱為溼疹疱疹的一種非常嚴重的狀況。

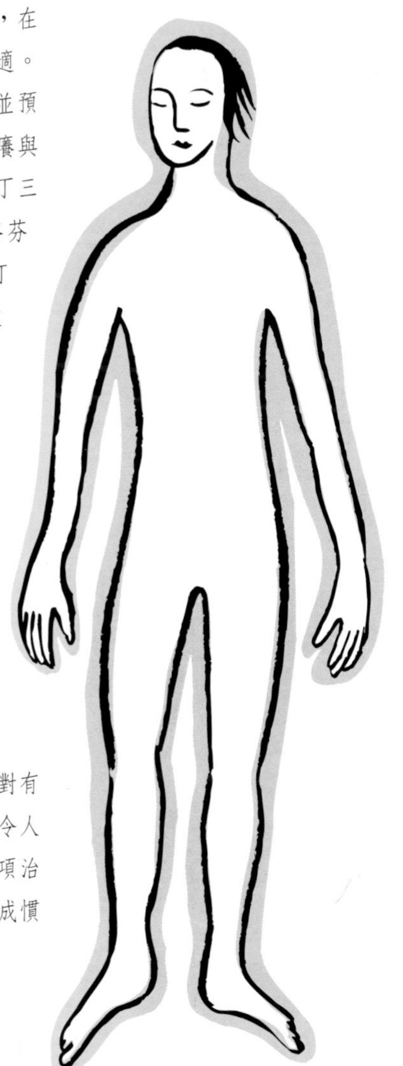

異位性皮膚炎

這是一種皮膚過敏反應，也就是異位性溼疹，從體內產生的。它在全世界皆普遍，在已開發中國家約有百分之十的嬰幼兒患有此症，遺傳因素影響很大。

百分之七十五的異位性皮膚炎兒童，於六個月大之前出現症狀。大部份的人到五歲時不再有此狀況，而且那些帶著它走入青少年時期的人，通常會在二十多歲中期擺脫它。然而有些人一生都患有此症，而且那些隨年齡成長而擺脫它的人之中，有許多人繼續有些許程度的接觸性皮膚炎。

在某些情形中——儘管不是全部——飲食與溼疹的驟發有關聯。尤其兒童吃了某些東西後，可能狀況會變糟。最常與該症之驟發有關的食物是牛乳、黃豆、蛋、魚、小麥、花生。

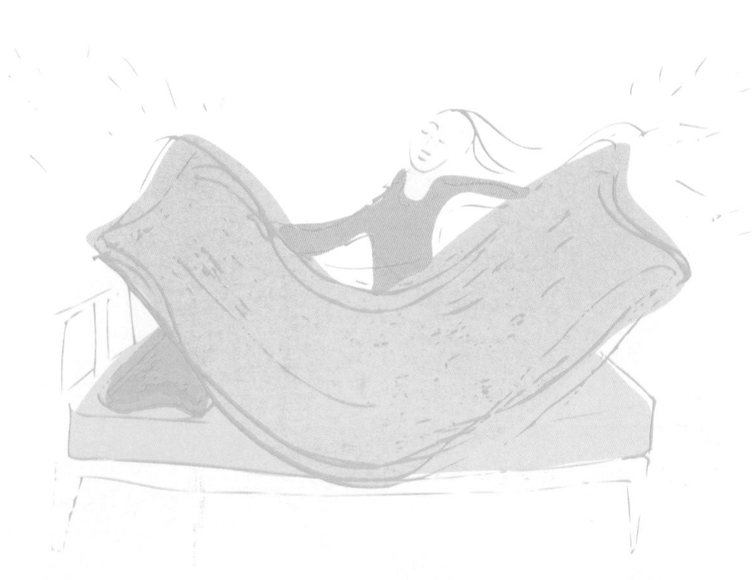

許多有溼疹性皮膚的人，會陷入所謂的抓破—搔癢循環中，尤其在半夜會有很強烈想抓它的需求，導致出現抓破的瘡與局部感染，尤其是兒童。有些兒童異位性皮膚炎的情形嚴重，以致他們的皮膚總是粗糙、疼痛、發炎。然而即使在這種情形下，嬰兒溼疹通常會在幼兒二歲時改善（在英國，有提供針對兒童期溼疹失能津貼）。

能引起異位性皮膚炎驟發的物質數目，實質上是無限多的。常見的誘發物包括家蟎、化學品、植物乳膠、美髮與美容產品、化妝品、水（當皮膚浸泡在其中較長時間時），而壓力與疲倦也是助長因素。

症狀：異位性皮膚炎引起的皮疹往往很癢，而且有時會有損外觀。嬰兒時期，症狀往往是搔癢、滴水、起水疱、皮膚結硬皮，主要出現在面部、頭皮部位，而斑則可能出現於任何部位。這在年齡漸長的兒童身上，有發展成乾性、鱗屑狀、變厚的、樹皮般皮膚的傾向。在青少年與成人身上，溼疹斑紋慣常發生在肘彎、膝蓋後面、足踝、手腕、臉部、脖子、胸部上側，不過任何部位都可能受此症侵害。對植物乳膠過敏的人，在曝露其中二十四到四十八小時後，會在接觸的部位出現皮疹，不過皮膚水疱也可能會蔓延到身上的其他部位。

診斷：皮膚針刺試驗；血液檢驗。

治療：外用醫藥包括皮質類固醇（可的松）乳劑或軟膏，但有些人對其過敏；焦油乳劑；以抗組織胺錠劑控制搔癢；以口服抗生素治療二次感染；以紫外線光療法治療較嚴重的病例；當搔癢干擾睡眠時，以鎮靜作用的抗組織胺治療；溼布裹法（見下頁）。可以的話，應避免藥丸形式的可的松，但若其他醫藥失敗，則可能開出此藥。患者應避免牛痘接種；粗糙、刮人的或緊身的衣服與毛織品；溫度的驟變；任何激發排汗的活動。乳劑與洗劑可帶來舒緩。

溼布裹法

溼布裹法的原則是要保溼兒童的身體，然後讓四肢與軀幹包二層繃帶（一層乾燥的，一層是溼的）的他或她就寢，要確定有許多保溼劑保持緊貼。緩和刺激的潤滑劑可以單獨使用或與類固醇乳劑一併使用（不過二者的塗抹，必須互相間隔至少二十分鐘），且應穿上棉質睡衣，以避免乳劑脫落沾黏到床單上，溼布裹法永遠必須在醫界的監督下執行。

過敏性接觸性皮膚炎

當一項物質碰觸到皮膚、穿過表面，並誘發位在最上層的免疫系統產生反應，此一產生結果的溼疹，就是為人所知的過敏性接觸性皮膚炎（症狀與非過敏性接觸性皮膚炎相似，是當免疫系統在皮膚對刺激物的反應中不發揮作用時，發生的一種狀況）。

過敏性接觸性皮膚炎，是一種於人生任何階段都可能以皮膚敏感的直接結果發展下去的病況。它發生於一個通常無害的物質突然誘發了激烈的皮膚反應時，一旦它發展開來，接觸性的過敏症就會成為終身的病況。即使在初次反應後多年，皮膚僅曝露在侵犯物質中一分鐘而已，也會誘發反應。常見的誘發物包括家用化學品、化妝品與美容產品、天然與合成的香料、興建住屋用的材料。

症狀：接觸性皮膚炎的第一個跡象經常是搔癢、皮膚上長滿充滿液體的水疱與潮溼的斑點。症狀經常受到拖延，而且在接觸侵犯物質後一週，皮疹可能出現。當狀況變成比較慢性的狀態，乾燥與鱗屑通常就會發展出來，而且可能成為永久的情形。一旦一個部位變得敏感，完全避免是唯一的解決辦法，因為即使多年後，才再曝露於過敏原中，也會立即誘發皮疹。
診斷：貼布試驗。
治療：外用藥包括皮質類固醇（可的松）乳劑或軟膏（有些人對這些過敏），與焦油乳劑。即使其他醫療方法皆失敗，而開立內服的可的松處方，也要儘量避免。患者且應避免粗糙、刮人或緊身的衣服與毛織品、溫度的驟然改變，與觸發排汗的活動。乳劑與洗劑可帶來舒緩。

蕁麻疹（慢性疹子或針狀皮疹）

　　這是有時與過敏有關的一個非常惱人的狀況。在大多數人的身上，針狀皮疹只持續幾週，而且在這些病例中，濾過性病毒感染可能是根本原因。持續六週以上的針狀皮疹被歸為慢性的，而且大約只有百分之三十的此類病例是醫師能找到原因的，這些原因例如：構成基礎的疾病（或許是甲狀腺、肝或鼻竇問題），對藥物、昆蟲或食物過敏反應，或對食品添加物的反應。其餘百分之七十的病例，醫師通常將疾病的發生歸罪於免疫系統反應過度，而且可能永遠也找不到一個精確的原因或治療方法。

症狀：針狀皮疹呈現出的是紅色或粉紅色的皮疹。它在形狀上變化多端，從小隆起到斑點或斑紋的部位都有；很癢且不定期出現，之後會消失的無影無蹤。當針狀皮疹由過敏反應引起後，它通常在曝露於過敏原中一個小時之內發疹。

　若有以下症狀伴隨產生，則構成基礎的食物過敏症可能是針狀皮疹的成因：消化不良、發脹與浮腫；腹痛；腹瀉與類腸躁症症狀；急性打噴嚏的發作與鼻炎；沒有明顯原因的急性氣喘發作；手掌、足部、頭皮發癢。

診斷：詳細的病歷最是有用，且化驗室的檢驗大致上沒有幫助。但若病患的症狀與對某一特定食物消化不良有關的話，則皮膚針刺試驗可產生有用的結果。

治療：只要有基本的疾病或過敏現象，便應就醫。若病況有不知名的原因，最佳做法便是預防針狀皮疹發疹。抗組織胺是主要的治療藥劑；若無效，則醫師可開一個短療程的類固醇類藥丸處方，來清除皮疹，接著是長療程的抗組織胺來維持功效。

頑固的針狀皮疹

　有半數的針狀皮疹病況會於六個月內自動消失，但有百分之二十的病況會於二十年後仍然存在。不幸的是沒辦法根治，但當病況成為頑疾時，病患首先可學一些預防皮疹出現的對策。

血管水腫

這個病況往往伴隨針狀皮疹發生，是由皮膚深處的小血管或從腸壁滲出液體的腸道二者引起的腫脹造成的。像針狀皮疹一樣，血管水腫可能由過敏造成，不過往往沒有明顯原因便發生。這病況可以是急性的，持續數分鐘到數天，或是慢性的，意思是每隔幾年便復發。急性症狀可由對藥物、食物或植物乳膠的過敏所誘發。偶爾，慢性血管水腫的再發是由一種叫做C1抑制質的血液蛋白質缺乏或不正常造成的，且原因往往不明。

症狀：腫脹可以很明顯，而且尤其常見於嘴唇、口腔與喉嚨的其他部位；眼瞼、生殖器、手、腳。最糟的是，舌頭會嚴重發腫，以致說話受妨礙。若喉嚨內的腫大造成呼吸困難，則此病況將對生命構成威脅（血管水腫是過敏反應的一項特色）。幸運的是這種情形相當罕見。

診斷：與蕁麻疹的診斷相同。

治療：若症狀包括口腔內或喉嚨內腫大，則給予抗組織胺、腎上腺素吸入器或注射治療。

光過敏

對光過敏的人通常在晴朗的夏天晚上反應，不過冬天也會發生反應。非常敏感的人甚至會受到室內螢光燈的影響。有些患者在別人對紫外線輻射反應時，他們則只對一種類型的日光敏感。最常見的是對紫外線A光（UVA）產生的光過敏。有些病例的光過敏成因一直沒有找到。它可能由「比咯紫質沈著病」一類的新陳代謝失調症或紅斑性狼瘡一類的自體免疫疾病引起。

常見的誘發物包括化妝品與皮膚外用藥劑。有些局部用藥的結構會被紫外線光改變，在已知的光過敏反應中，激發易染此症者的皮膚產生抗體。

麻煩製造者包括人工合成的麝香、檀香油、佛手柑油。藥物（尤其是抗組織胺、止痛藥，以及包括四環素、磺醯胺在內的一些抗生素）也能誘發反應。

症狀：從短期曝露造成的急性作用包括過度增大的曬傷般皮膚；眼球灼傷；蕁麻疹一類輕度的過敏反應；皮膚的不正常發紅；像溼疹般的皮疹。症狀會在曝露於日光下二十秒後出現，產生像溼疹般的狀況，會擴散到身體其他未曝露的部份。長期曝露造成的慢性結果包括皮膚提早老化；較強的過敏性皮膚反應；白內障；血管傷害；功能變弱的免疫系統；皮膚癌。

診斷：可做光試驗來確認光過敏，試驗時以不同的人工光源照射在皮膚各處，來查看皮疹是否再起，或是否曬傷比預期的更容易發生。若病況是由接觸化學物質誘發的，則應以含有光過敏物質的貼布貼在較上背部，二天後撕下，並以光照射於該部位，二天後觀察反應情形。

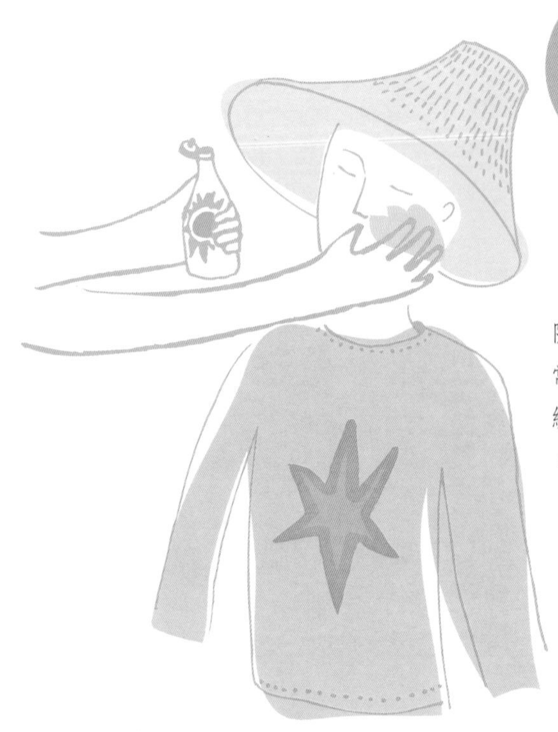

治療：當一項構成基礎的疾病得到治療，或一項已知的誘發物被避免，則光過敏可望解除。保護皮膚不受日照，也是一個方法。可藉著在各種天候下，即使在汽車內或屋內（紫外線A光會穿過玻璃）也擦高防曬係數的防曬產品，來辦到這點；對嘴唇等敏感部位要特別留意。防曬產品有二類：會吸收陽光的化學防曬產品與會反射陽光的物理防曬產品（鋅與二氧化鈦）。第二類使用上較麻煩，但對皮膚非常敏感的人或對防曬產品中的化學物質過敏的人而言較佳。要穿編織密度大的衣服；家裡的或汽車的窗户要裝紫外線吸收膜。若敏感情形嚴重，且造成失能，則出外旅行時要考慮戴上面罩（有販售透明的面罩），以遮住面部。要選用一般的鹵鎢燈泡，而不要用不具保障的螢光燈。看電視十分安全。

疱疹性皮膚炎

這一型的皮疹由也會侵犯小腸的（見下述「腹腔疾病」）麩質敏感性所引起。但造成患病的人身上驟發疱疹性皮膚炎的不只是飲食中的麩質，其他誘發物包括碘化物（飲食中含一些碘是有必要的）、海草灰（kelp）、貝類、阿斯匹靈一類非類固醇消炎劑、壓力，以及某些化學物質。

症狀：包括紅色隆起的斑紋與小水疱在內的發癢皮疹，常見發生於手肘、臀部、膝部，不過身體任何部位都可能受此症侵犯。

診斷：在免疫螢光法後進行皮膚活組織檢法，它可以顯現出此病況特有的抗體。

治療：由時有藥物隨同的無麩質飲食來抑制水疱。最常見的藥物是磺基（氨苯碸【Dapsone】）或磺硫胺（磺胺劑【Sulphapyradine】）。有百分之八十五的病例在這個皮膚狀況解決前，至少需要嚴格的吃無麩質飲食一年。

腹腔疾病

這是影響遺傳上較易罹患此症者腸道的一種終身腸道發炎狀況。它是由麩質引起的，這是小麥中的一種蛋白質，在裸麥、大麥、燕麥中也有類似的蛋白質。在腹腔疾病中，麩質損害了小腸的內面，這大大減少了腸子從食物中吸收適當養份的能力。腹腔疾病在全球侵害了數千人的健康。斷奶後改吃含麩質固態食物的嬰兒會出現症狀。

症狀：

嬰兒：有量大、色淡、難聞的腹瀉；嘔吐；抑鬱的性情；無法健壯發育。

成人：嘔吐、腹瀉、體重減輕、疲倦、嗜睡、喘不過氣。大部份的人只經歷到這些症狀中的一些，而且有些人沒有明顯的症狀。

診斷：腸部活組織檢法，通常會先施以輕度鎮靜。

治療：嚴格的無麩質飲食可解決這些症狀，但患者必須永遠遵循這項飲食療法，以避免病症再發。

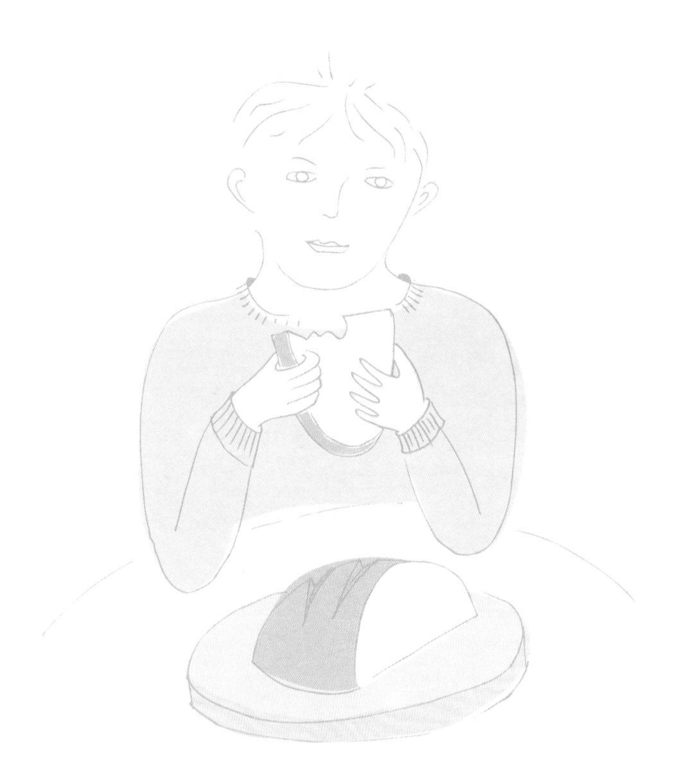

過敏反應

過敏反應的發作很快，而且會牽連全身的器官系統，必須立即就醫。常見的原因包括某些特定食物及醫藥，尤其是盤尼西林、麻醉藥物、靜脈注射液、某些特定注射藥物（例如：心臟病發作後使用的破壞血凝塊藥物），以及某些照 X 光時注射的物質。

有食物過敏症的人經常會在瞬間發現過敏反應的效力，而且他們可能在數分鐘內有性命之危。不過有些嚴重反應的病例，需要更多時間才發作（一小時或更久）。若症狀的開始與激烈運動有關，則這個發作常被歸為與食物相關的運動誘發過敏反應。此類發作可在消化了一項致敏食物長達二十四小時後發作。可能引起反應的食物包括堅果、貝類、芝麻、大豆、蛋、奶、水果與（罕見的）香料。餐廳為過敏症患者準備食物時，應以分開的器具料理，以避免交叉污染。

在有植物乳膠過敏症的人身上，過敏反應可能在曝露於橡膠乳膠製品後發生。某些與橡膠樹（Hevea brasiliensis）有關的特定食品也會在不敏感的人身上誘發反應。昆蟲的螫針；尤其是蜜蜂或黃蜂的螫針，據知也會誘發過敏反應（見第四十九頁）。不過，所佔的發作誘發比例並不大。

有過敏風險的人應時時配戴有致敏警示功能的腕帶或垂飾，並隨身攜帶腎上腺素藥劑，這是一種預先裝在注射盒中的人體天然生成的荷爾蒙，且應該讓它避免日照或高溫。

腎上腺素注射

有過敏反應風險的人，應與家中成員都接受緊急時使用腎上腺素的訓練。有風險的人應隨時攜帶預先裝在注射盒中的藥品，這個藥盒應該置於標示清楚的固定袋子或盒子內，放在容易就近拿到的地方，避免日照與高溫，並在過期以前換新。

症狀：發癢的針狀皮疹（蕁麻疹、疹子）；引起吞嚥或呼吸困難的喉嚨腫脹（血管水腫）；氣喘症狀；嘔吐；胃痙攣；腹瀉；唇部或口腔（如果原因是食物）刺痛感；低血壓造成的暈眩與意識不清（過敏性休克）。對昆蟲咬傷過敏的人，可能會發現在身上未被叮咬的部位出現皮疹。有些人在治療後有第二波過敏反應產生，所以任何經歷嚴重過敏反應的人，都應該就醫觀察六小時或一整夜。

診斷：血液檢驗。

治療：很難判斷症狀的成因到底是過敏反應、不相干原因引起的昏厥或令人痛苦的發作。若可疑，則應尋求徹底的醫學檢驗。針對真正過敏的一項非常有效且迅速產生作用的治療是注射腎上腺素，應該在病患意識不清前注射（見第四十頁）。

過敏反應有時是輕微的，無立即治療的必要。然而明顯輕微的發作也可能發展成威脅性命的病況，所以還是要尋求醫療的協助。之前輕微的過敏發作，並不能保證將來還是輕微的。

過敏性症狀

這個清單描述可能由過敏症誘發的各種症狀，當做可能診斷的指導方針。不過，必須強調的是，應該尋求正統的醫學檢驗來確認或推翻自我的診斷。星號表示一項症狀——例如：氣喘的胸悶——可能其實是由蕁麻疹等另一項病況引起的。

呼吸系統

喘不過氣：氣喘、腹腔疾病
胸悶：氣喘、食物不耐症*、蕁麻疹*
喘鳴：氣喘、食物過敏症*或不耐症*
咳嗽：氣喘、鼻炎
以口呼吸：氣喘、鼻炎
喉嚨腫大或吞嚥困難：過敏反應、血管水腫、口部過敏症候群
聲門水腫（氣管中有流體）：口部過敏症候群

耳朵

耳朵搔癢：食物過敏症*、鼻炎
耳道阻塞：食物過敏症*、鼻炎

鼻子

流鼻水：結膜炎、食物不耐症、鼻炎
打噴嚏：結膜炎、食物過敏症*或不耐症*、鼻炎、蕁麻疹
鼻塞：食物過敏症*、鼻炎
鼻子搔癢：食物過敏症*、鼻炎
黏膜炎：鼻炎
鼻部息肉：鼻炎
味覺喪失／改變：鼻炎
兒童有向上搓揉（upward rubbing）鼻子的情形：氣喘、結膜炎、鼻炎

眼睛

眼睛紅、腫、淚汪汪：結膜炎
眼瞼紅、腫：結膜炎
眼睛發癢：結膜炎、食物過敏症*、鼻炎
黑眼圈：鼻炎
眼睛灼傷：光過敏（在小孩身上，黑眼圈是比較常見的症狀。）

口部

嘴唇、口腔或咽頭發癢：口部過敏症候群
嘴唇、舌頭、顎、喉嚨腫大：口部過敏症候群
口腔長水疱：口部過敏症候群
顎搔癢：食物過敏症*、鼻炎
嘴唇與口腔刺痛：過敏反應
口呼吸與打鼾：鼻炎

皮膚

搔癢、滴水、長水疱或結硬皮：溼疹（尤其是異位性皮膚炎）、食物過敏症*、光過敏
充滿液體的水疱與有溼氣的斑：溼疹（尤其是過敏性接觸性皮膚炎）
外觀潮紅：溼疹、食物不耐症
乾燥的皮膚與鱗屑：過敏性接觸性皮膚炎
紅／粉紅色皮疹，綜合有帶著斑點或斑紋的小隆起：光過敏、蕁麻疹
一般型會搔癢的皮疹：過敏性接觸性皮膚炎、異位性皮膚炎、疱疹性皮膚炎、光過敏、蕁麻疹
手掌、足、頭皮搔癢：蕁麻疹
手肘、臀部、膝部搔癢：疱疹性皮膚炎
明顯的腫大，尤其是嘴唇與口腔、喉嚨、眼瞼、生殖器等其他部位
手、腳：血管水腫、食物過敏症*
曬傷的外觀：光過敏
流汗：食物不耐症

消化系統

消化不良、飽脹、鼓脹、胃腸脹氣、腹痛、痙攣、腹瀉：過敏反應、食物過敏症、植物乳膠過敏症*、蕁麻疹*
噁心、嘔吐：過敏反應、腹腔疾病、食物過敏症或不耐症
體重減輕：腹腔疾病

其他

面部疼痛：食物過敏症*、鼻炎
蒼白色的黏膜：鼻炎
睡眠困難：氣喘、溼疹、鼻炎
注意力不集中：氣喘、腹腔疾病、鼻炎
頭痛：食物不耐症
嗜睡：腹腔疾病
昏厥感：過敏反應
意識不清：過敏反應
四肢、面部、頭部刺痛：食物不耐症
幻覺：食物不耐症

診斷

過敏檢驗的目標是要找出引起過敏的特定物質。在不過敏的人身上，不會對過敏原產生反應；積極有效的檢驗往往最能顯現對可疑物質的過敏症。然而任何一位解析皮膚、血液或貼布試驗的專業人員，都必須徵諸病患的病例，來檢視結果，而且不應有單獨被解讀的檢驗。

皮膚針刺試驗

這是最普遍使用的過敏試驗，對於過敏性結膜炎、過敏性鼻炎、氣喘、盤尼西林過敏、昆蟲咬傷過敏而言，是一項有效的試驗。它的做法是將每種可疑物質滴一滴到皮膚上（通常在下胳臂的內側），再以柳葉刀（lancet）刺或刮皮膚，以使過敏原進入表皮以下，然後觀察有無任何反應。在能夠立刻試驗的三個以及另外二十五個潛在過敏原二者之間，每個過敏原都在病患的皮膚上有編號。可靠的食物過敏皮膚試驗必須用到新鮮食物及高品質的皮膚針刺試驗產品。錯誤的陰性反應經常發生。

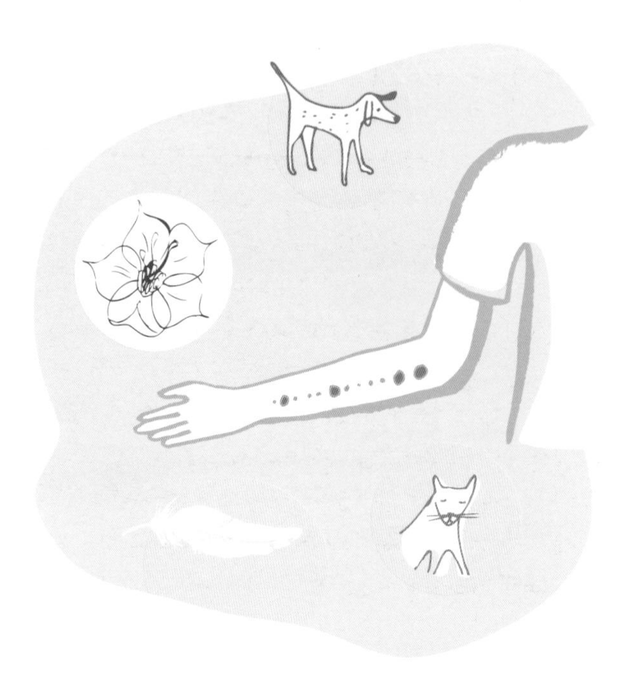

若病患的前臂長有溼疹，檢驗通常會執行於背部。任何起敏已開始發作的人，都不應接受針刺試驗。因為試驗本身可能誘發對性命造成威脅的反應。在一個邊緣隆起、四週發炎的小紋痕出現的數分鐘內，過敏症會現形。紋痕於二十分鐘內出現，通常會在一小時內消褪。咳嗽藥物與某些抗憂鬱劑會干擾結果，所以在試驗前病患應避免服用這些藥約五天。應於試驗前停用抗組織胺劑息斯敏（Hismanal，學名：Astemizde）六週。

貼布試驗

這項試驗適用於有疑似接觸性皮膚炎之處；先將可能的過敏原準備於白石蠟（white soft paraffin）中，並鋪在金屬小圓盤內。然後將它們置於皮膚上（通常在背部），並用低敏感性膠帶固定。四十八小時

無法預測的結果

皮膚針刺試驗的一個缺點是：如果一項過敏原的劑量過多的話，即使有些人不對它過敏，也會發生陽性反應。而且，對所給予的一項過敏原若產生陰性反應，通常表示病患對該過敏原不敏感，但並非總是這樣，例如：有些老年人的皮膚可能不具反應的能力。

後移除貼布，檢查皮膚，則任何發紅或腫起都會被發現。再過四十八小時後，再檢查皮膚有無任何發紅或腫起。而貼布試驗的結果，通常留待皮膚科醫師解析。

溼疹症狀應在貼布試驗執行前先得到控制，否則結果會不可靠。試驗前應先停用類固醇乳劑三至四週，因為這些乳劑可能會抑制過敏反應。

血液檢驗

這對於有過敏反應風險者、溼疹範圍擴大致皮膚針刺試驗不實用者、過敏症狀嚴重到無法停止服用抗組織胺藥物者而言，是有效的檢驗。

這項血液檢驗名為UniCAP（第三代的RAST——輻射過敏吸收【radioallergosorbent】——檢驗），用來測量免疫系統特定免疫球蛋白E的生成量及它在血液中的循環情形。檢驗結果視個體對過敏原的敏感性劃分為0到6的等級（0＝無敏感性，4-6＝極度的敏感性）。

其他檢驗

◆ 排除性飲食試驗（elimination tests）：可疑的食物過敏原在數週後被消除（eliminated），然後偶爾在個體被觀察有無過敏反應跡象時，逐漸再次受到誘發。為了得到可靠的結果，試驗中應該要用安慰劑（placebos，非食物物質）。

◆ 皮膚活組織檢法（skin biopsy）：用來診斷疱疹性皮膚炎。

◆ 腸道生體取樣（intestinal biopsy）：用來診斷腹腔疾病。

◆ 耳鏡：當醫師不易分辨是過敏性或非過敏性鼻炎時，檢查鼻子與鼻竇內部之用。

◆ 光試驗：用來診斷光過敏性。

◆ 可替換使用的檢驗：包括應用運動學（Applied Kinesiology）（測量肌肉力量）；耳心反射法（Auricular Cardiac Reflex Method，測量手腕的最強脈搏）；頭髮分析（檢測許多醫學問題）；白血球細胞毒素檢驗（Leukocytotoxic Tests，將白血球與疑似過敏原混在一起，並於顯微鏡下觀察）；中和—激發檢驗（將中和後的過敏原滴在舌下）；微加檢測（Vega Testing，測量患者自身產生的電磁場）。

治療

正統醫學的醫師通常有三種治療過敏原的方法：過敏原的避免、減輕並控制症狀的處方藥、過敏注射計劃（免疫療法）。過敏原的避免在「解決方法」那一章會有詳細的討論。在此，要探討的是其中另二種治療方法的資訊。

處方藥

這些藥對過敏症狀提供了有效的緩解，但不能根治。治療方法應每年檢討一次，除非它們無效，在這情形下，應立即諮詢開出處方的醫師。

抗組織胺

這些藥藉由阻斷組織胺來發揮功效，組織胺是曝露於過敏原中時，身體釋出的主要物質。它們減輕了氣喘、過敏性鼻炎、過敏性結膜炎、異位性皮膚炎、蕁麻疹、血管水腫的症狀，但不能治療慢性發炎。新的、沒有鎮靜效果的抗組織胺比舊式的受到愛用。可用錠劑或液體形式的抗組織胺，或使用眼藥水、鼻部噴劑。醫師經常將它們與其他治療方法合併開出。

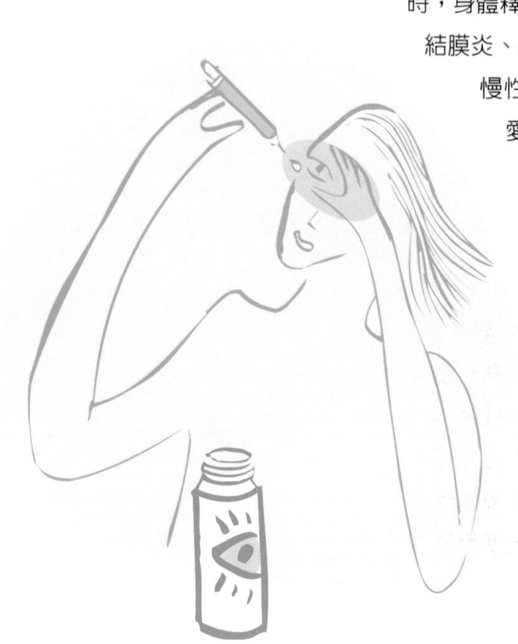

抗白三烯

白三烯是過敏反應期間釋放的另一種化學物質。抗白三烯用在氣喘患者身上可擴張氣道，以緩解症狀。

抗充血劑

口服或鼻用抗充血劑會引起鼻黏膜內的小血

管窄化，進而減少流到發炎組織的血流。這有助於減輕過敏性鼻炎的症狀，像是腫脹、過多的分泌、鼻子不通、鼻竇疼痛。不應使用非處方的抗充血鼻用滴劑與噴劑數天以上，因為它們會傷害鼻部組織，並會造成症狀加重，形成一種名為藥物性鼻炎（rhinitis medicamentosa）的病況。口服抗充血劑會被吸收進血流中，並與其他藥物交互產生負面作用，例如處方的抗憂鬱劑、高血壓用藥與某些心臟問題用藥。

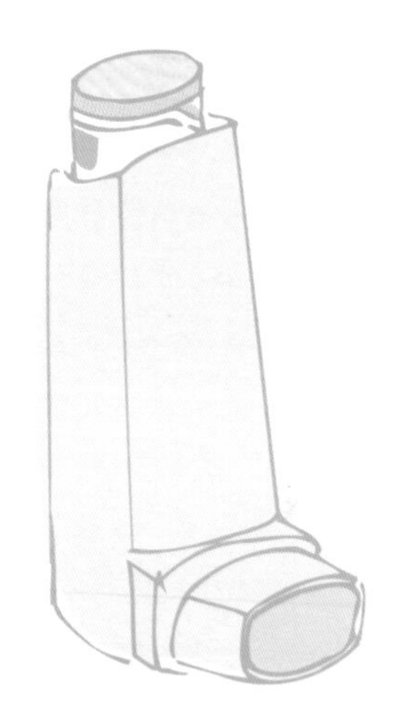

支氣管擴張劑

這些藥物用於氣喘病患身上，以緩解因曝露於過敏原中所導致的氣道痙攣，進而使呼吸順暢。它們通常被開出的處方是吸器，有二種類型：短效型，每當覺得呼吸不舒服時使用；長效型，維持十二小時，每日使用一、二次，以防止氣道窄化。若按照一般情形每週使用支氣管擴張劑四、五次，則它們應與抗發炎藥物一起使用。

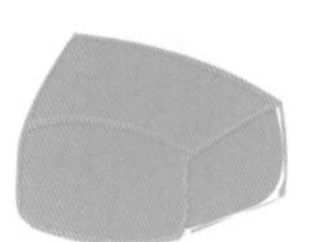

抗發炎藥

主要的抗發炎藥物是皮質類固醇，不要與鍛練健美肌肉者使用的同化作用類固醇（anabolic steroids）混淆。皮質類固醇可防止身體製造出被稱做化學信使（chemical messengers）的細胞激素，細胞激素可以延長與過敏原接觸所誘發的組織發炎。因此，皮質類固醇往往可用來治療過敏性溼疹、氣喘、過敏性鼻炎、乾草熱一類以長期發炎為特色的慢性病況。它們有鼻部噴劑（過敏性鼻炎、乾草熱用）；眼藥水（過敏性鼻炎、乾草熱、過敏性結膜炎用）；噴霧式吸器（氣喘用）；乳劑或軟膏（異位性皮膚炎、過敏性接觸性皮膚炎）。皮質類固醇以吸器與噴劑形式使用是最

有過敏症的寵物

動物和人類有許多共同的過敏原，例如：塵蟎、藉空氣傳染的黴菌、盤尼西林、草、跳蚤。有些動物甚至對人過敏。

與寵物異位性皮膚炎有關的症狀包括癢、抓、嚼、咬，還有足部酸痛、耳朵紅、摩擦臀部（bottom rubbing）、令人不悅的皮膚霉味。接觸性皮膚炎通常是由人工合成布料、洗衣粉、殺蟲劑誘發的，症狀常是在胃、腿、足部出現發炎的斑點。當寵物為皮膚過敏症所苦時，牠們經常會舔、咬足部。若草是過敏原的話，可購買特製的鞋子來保護狗蹄，草經常是過敏原。

最近的研究顯示，食物過敏症與不耐症在寵物之間也相當常見，尤其是對酵母、牛肉、雞肉的過敏——許多市售有調理食品之食材。症狀包括結腸炎、體重減輕、連續腹瀉，最嚴重會導致寵物尾巴壞死。通常在改變飲食後，症狀會一掃而去。

安全的，因為以這些形式，它們最不會被吸收到血流內。當它們以藥丸或皮膚治療劑的形式被使用時，會發生副作用。這些副作用包括面部紅腫、皮膚永久變薄、肌肉無力（muscle weakness）、消化性潰瘍、骨質疏鬆、白內障、兒童生長遲滯。

過敏用藥

這些用藥在防止過敏症狀上有利，而且因為它們幾乎沒有什麼副作用，所以經常是開給兒童的處方。它們在鼻部或結膜的內面局部地作用，來抑制體內細胞釋出組織胺及其他與過敏有關的化學物質。不過，它們並非特別有效，因此只在治療輕微到中度過敏疾病上有用。為了有效，必須在敏感的個體接觸過敏原前先使用它們。所以乾草熱患者應該整個花粉季都使用它們。最普遍用到的過敏用藥是色甘酸鈉（sodium cromoglycate）與奈多羅米鈉（nedocromil sodium）。若事先沒有徵詢醫師的建議，不建議有氣喘的兒童使用奈多羅米鈉。無須針對過敏性鼻炎、乾草熱、過敏性結膜炎開的眼藥水處方與鼻部噴劑處方，便可購得這些藥品。需要數天的時間，它們才會開始作用，而且需要頻頻重新施用（往往一日四回）。

腎上腺素

單一的腎上腺素注射是治療致敏反應（亦即急性、嚴重的過敏反應）的最成功治療方法。此藥可有效中和突然釋放到血流內後的組織胺與白三烯對身體產生的一切作用。

較佳的注射部位是大腿外側肌肉上（關於此藥的更多資訊，請見第三十四頁）。

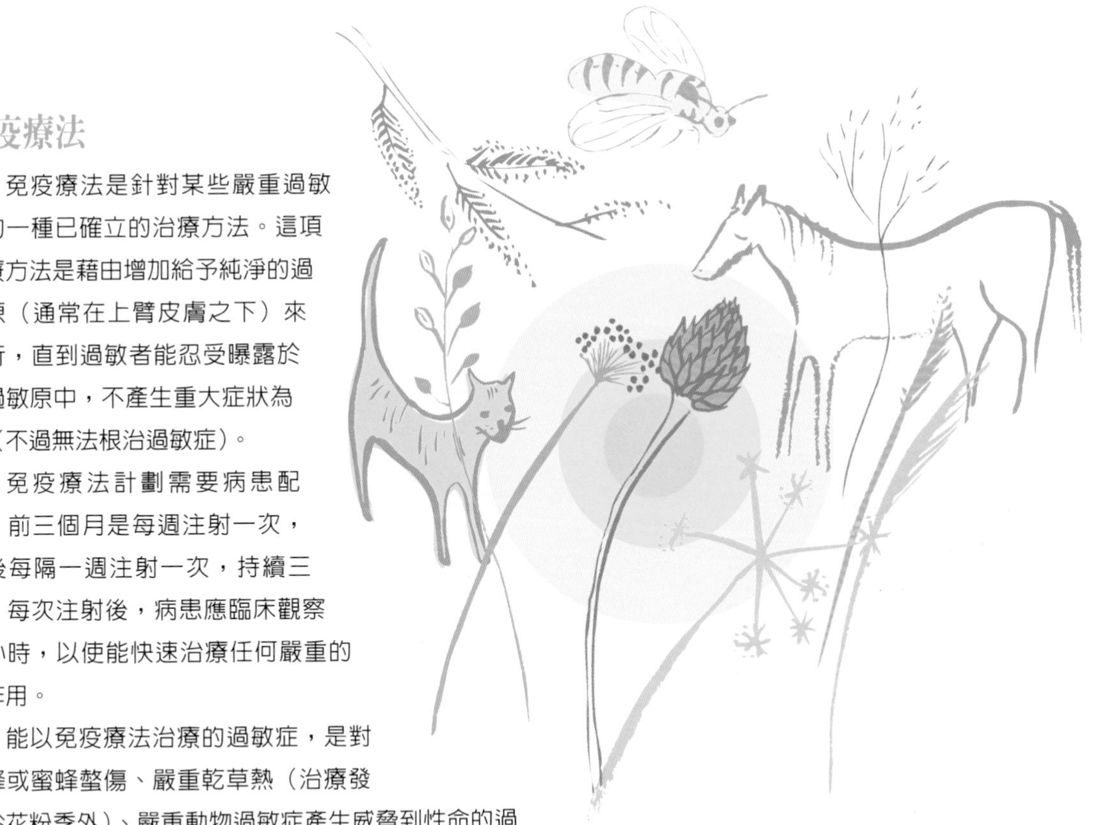

免疫療法

免疫療法是針對某些嚴重過敏症的一種已確立的治療方法。這項治療方法是藉由增加給予純淨的過敏原（通常在上臂皮膚之下）來執行，直到過敏者能忍受曝露於該過敏原中，不產生重大症狀為止（不過無法根治過敏症）。

免疫療法計劃需要病患配合，前三個月是每週注射一次，然後每隔一週注射一次，持續三年。每次注射後，病患應臨床觀察一小時，以使能快速治療任何嚴重的副作用。

能以免疫療法治療的過敏症，是對黃蜂或蜜蜂螫傷、嚴重乾草熱（治療發生於花粉季外）、嚴重動物過敏症產生威脅到性命的過敏反應。不能以免疫療法治療的過敏症包括溼疹、蕁麻疹、食物過敏與（通常而言）氣喘。與氣喘相關的呼吸方面問題，可能因為治療過敏症用的注射劑而加劇。若氣喘只發生於花粉季，或者氣喘與被昆蟲螫傷產生的致命反應一併發生的話，則例外。在此類情形下，治療過程全程控制住氣喘症狀是絕對必要的。免疫療法用來治療那些氣喘與家中灰塵、貓的毛皮垢屑、草花粉（grass pollen）、黴菌過敏症相關的兒童。否則，它不會被推薦使用的。

當咳嗽不是感冒

有過敏症狀的人，可能一開始會先懷疑自己得了尋常的感冒。找醫師診斷持續了數週的呼吸方面疾病，是件重要的事。找出偶然的過敏原，亦是控制過敏症的關鍵。

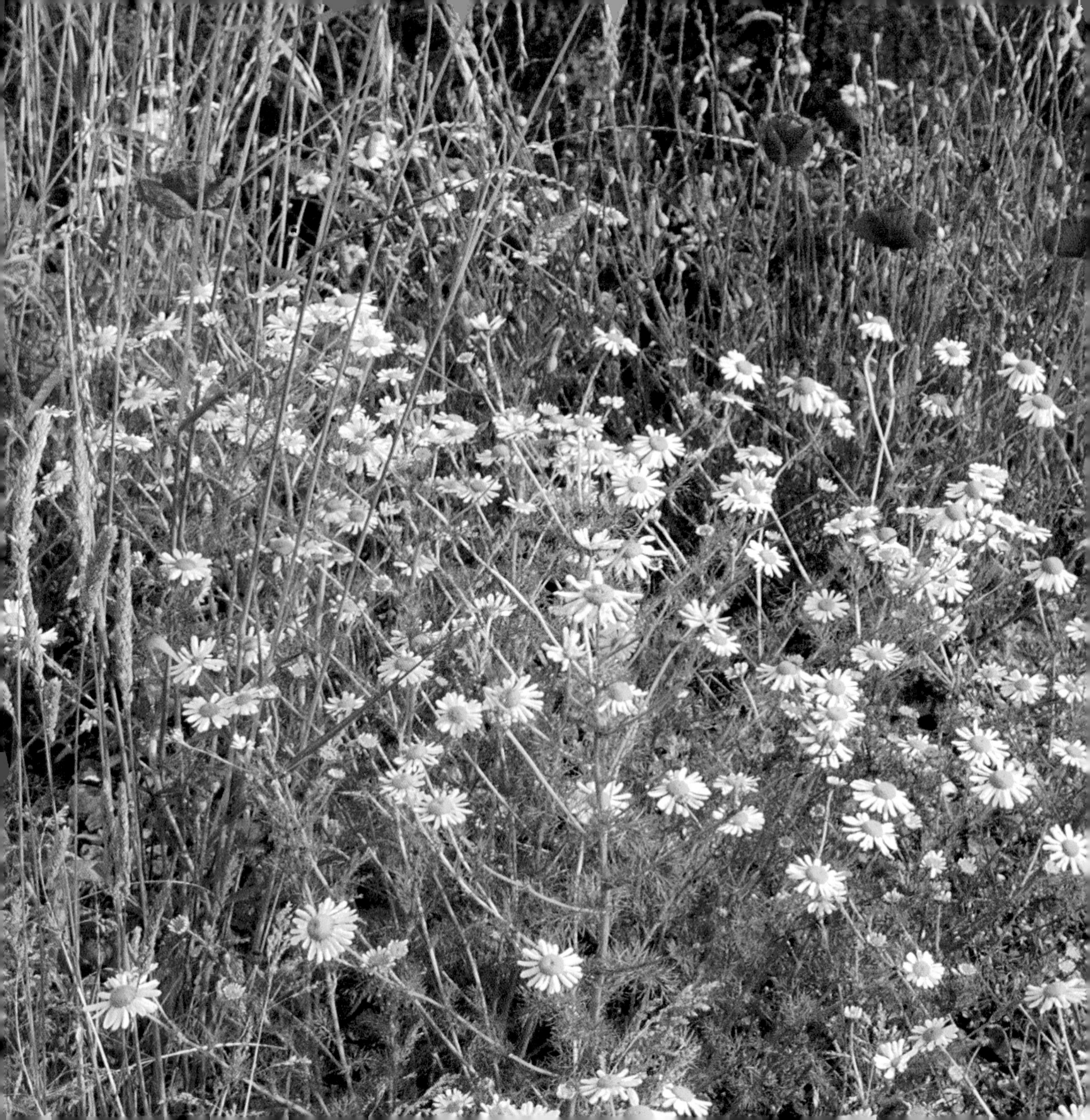

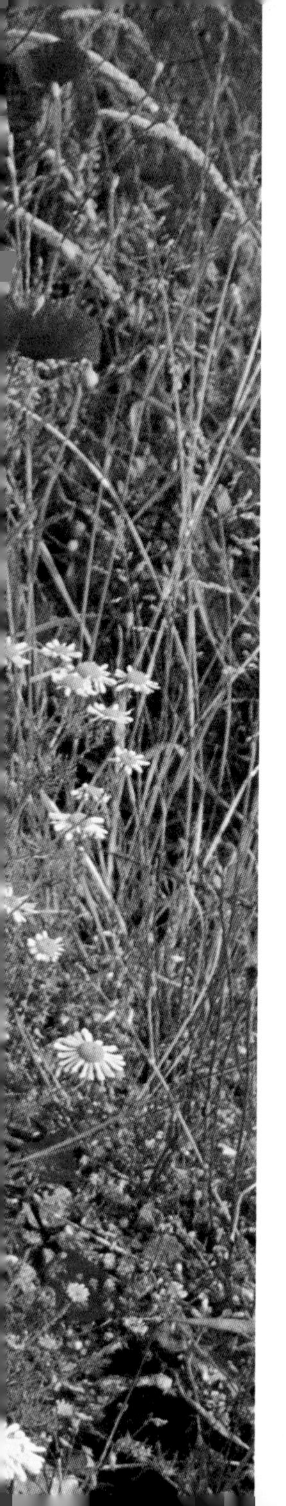

原因與誘發物

causes and triggers

一般居家環境是由居住其中的人身上激發不正常免疫反應的物質組成的地雷區。該為這些反應負責的粒子與物質可分為二類：會誘發真正過敏症的過敏原與會激發類過敏反應的刺激物。醫師往往在過敏原與刺激物二者間界定明確，但萬一您因家中物質或粒子以某種類似過敏症的方式，健康受到侵害的話，這些醫學界定就變得不相關。家中一人對刺激物反應的方式，經常與另一人對過敏原反應的方式一樣，而且二位受病痛折磨的患者，都有找出並避開症狀誘發物的迫切需要。

只要室內物質或分子激發了任一種不正常反應——無論是否證實為過敏症、不耐症或刺激——在此都被當做關切的主題處理。

常見室內過敏原

幾乎沒幾人了解家中灰塵夾帶的環境廢棄物之多——從皮膚粒子、衣著纖維、家具布料、剝落的油漆，到土壤、化學殘留物、死掉的昆蟲、塵蟎粒子。家蟎或許是最被研究的室內過敏原來源，而且有好理由：牠們是家中過敏症狀最重要的單一原因，知道牠們如何繁衍，能使我們對牠們的作戰較為容易。

塵蟎

在全世界各不同社區所做的研究顯示，有多達百分之八十五的過敏性氣喘患者，與百分之五至三十的非氣喘人口，對塵蟎產生反應。

許多現代的居家環境創造了蟎蟲繁殖的理想條件，中央暖氣提供了牠們渴求的溫暖，密閉的建築使室內不乏沈積的水分子。一般的雙人床墊可招待二百萬隻蟎蟲，並容納高到數磅之譜的蟎蟲糞便，而且因為我們生活中有三分之一的時間用於睡眠，因此這表示每日有數小時與數量衆多的強力過敏原維持親密的接觸。

用顯微鏡才看得到的蟎蟲本身無害——牠們既不咬人，也不螫人——然而過敏患者相當清楚，當牠們排便時，每一次的蟎蟲糞便都含有足以誘發氣喘、過敏性鼻炎、結膜炎的過敏原數量。塵蟎的主要問題之一，是牠們是如此的微小（零點三釐米），牠們的糞便也是超小（十到十四微米【譯者按：一微米等於百萬分之一公尺】），以致若要讓這項過敏原被空氣傳播，所需的攪動（disturbance）最少，受到攪動

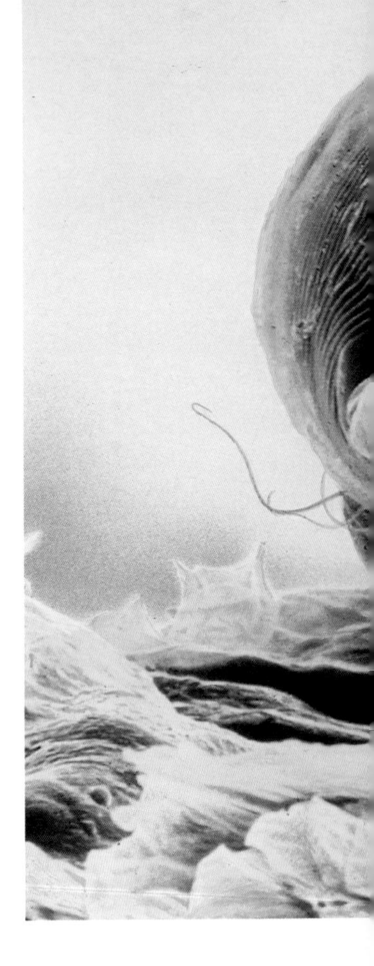

床墊與寢飾為塵蟎提供了完美的生活條件，人類經由夜晚的出汗作用，提供了溼氣，以及以死皮剝片形式出現的豐盛、可靠的食物來源。

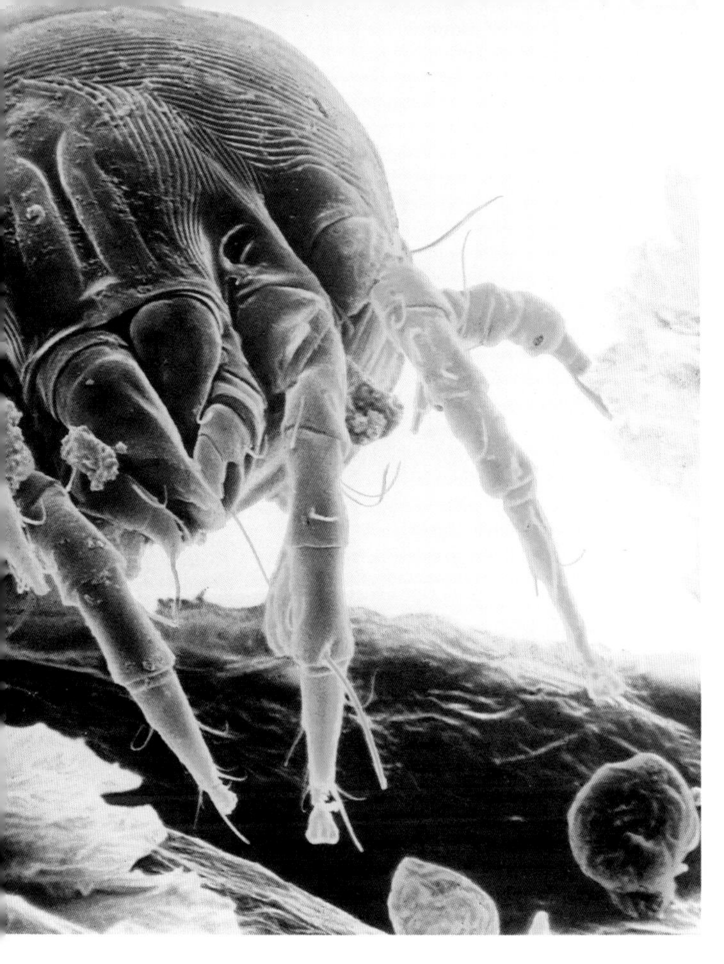

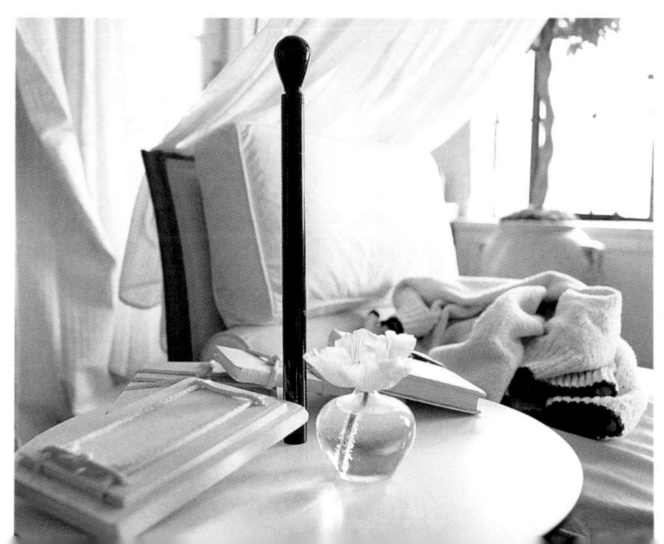

的室內空氣濃度，比在不受到攪動的環境中觀察到的空氣濃度要大上一千倍，而且一旦這項過敏原在空氣中流通開來，則容易被吸進肺內，在肺內它會加促過敏反應。

最糟的是，曝露於蟎蟲糞便中，會誘發急性氣喘的發作，當這項過敏原接觸到皮膚時，會引起溼疹。但一件不只是過敏症患者應該關心的事情是：有強力證據顯示，當蟎蟲數目達到相當大量時，曝露於這項過敏原中，也會在不以為意的健康個體身上造成起敏，在嬰兒方面，尤為實情。研究顯示，對蟎蟲起敏的嬰兒，發展出氣喘症的風險，在蟎蟲過敏原的曝露量每增加一倍時，也會增加一倍。

消滅蟎蟲的主要障礙在於牠們繁殖的速度與效率，此二者是無法將牠們滅絕的因素。每隻蟎蟲只存活四個月，但可在這段時間內製造大約比牠體重重二百倍的糞便，並產下約八十顆的卵，而且不只爬滿床上；蟎蟲是能適應環境的微小生物，牠們在所有柔軟的傢飾上狂歡，從沙發、地毯（每一平方公尺的地毯上，約有十萬隻蟎蟲）、窗簾、到絨毛玩具。

塵蟎與蜘蛛、扁蝨有關，而且在一般居家環境中，數種蟎蟲可和諧共存。儘管在種類上有精微的差異，但幾乎各種蟎蟲都有一個共同的涅槃定義：相對溼度百分之七十到八十的一個二十五℃左右的氣候環境。

寵物

家畜是室內過敏反應的第二普遍原因。在西方國家，百分之五十以上患有過敏性氣喘的兒童，對貓的過敏原起敏，百分之四十對狗的過敏原起敏。儘管有這些數據，但在許多已開發國家中，仍有半數以上的家庭豢養了至少一隻的寵物，普遍存在與過敏原的高量，二者之間有強烈的連帶關係。

貓

貓製造了最大的問題。過敏原「家貓1」（Felix domesticus 1【Fel d1】）在唾液、死掉的皮膚細胞、毛（毛皮垢屑）中被發現。給貓洗澡時，它會在毛皮上散佈開來，然後會在毛上乾掉。帶有過敏原的該分子往往很微小（直徑不到零點二微米，這表示在一個逗號之內可容納四百八十萬個），所以當動物移動時，它們便飄到空氣中，它們可經由空氣傳播數小時，而且易被吸入。此項過敏原中，有許多從不掉落到地面上，而是藉由靜電作用沾黏到牆壁與天花板上，在動物離開該戶房子後，歷經數月——甚至數年——仍可能在牆壁與天花板上找到貓過敏原，它們也可能附著在二手家具上被帶進屋內，或者附著在訪客的衣服上，從一戶傳到另一戶。

狗

狗過敏原（Can f1）最常在唾液與毛皮垢屑中被找到，粒子大小往往比貓的大，因此藉由空氣傳播的時間較短。

其他動物

天竺鼠（guinea pigs）與大頰鼠（hamsters）一類較小型的家中小動物，於牠們的尿液中製造過敏原，然後在牠們的墊草（bedding）中散佈開來。當動物在籠中四處竄動時，這些過敏原便被空氣傳播開來。虎皮鸚鵡（budgerigars）與鸚鵡（parrots）是過敏反應的另一常見

若您對動物過敏原敏感，又允許您寵物到床鋪上定居，您的症狀一定會變糟。

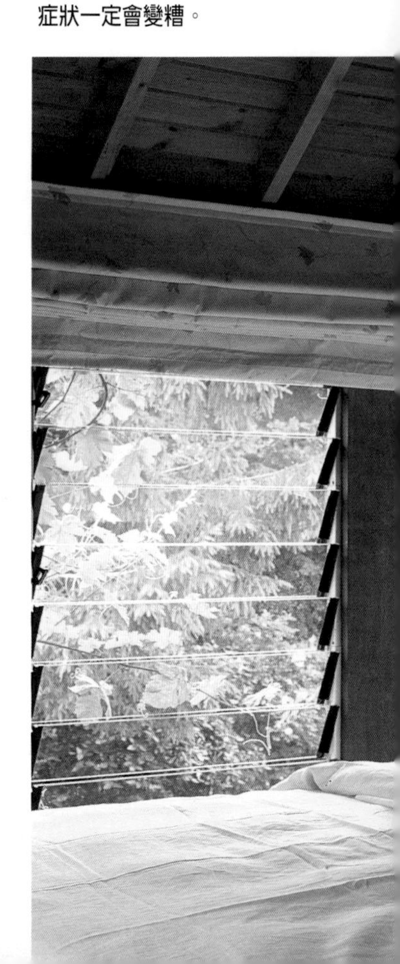

通風

個體於室內過敏原中的曝露，與週遭的溼氣含量有關，因為恆高的溼度會激勵塵蟎繁殖、黴菌生長。一個四口之家經由出汗作用、呼吸、沐浴、烹飪、乾衣，每日產生十二公升的水蒸汽。

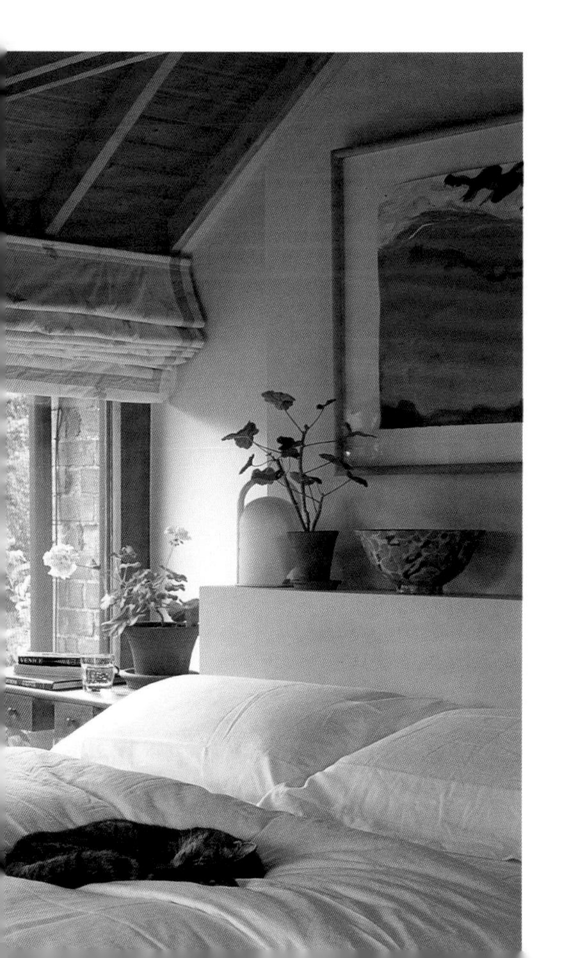

成因，這個成因就是從牠們羽毛中四散而引起不適的過敏原。

黴菌、蕈類、孢菌類

如果仔細檢查，可發現家家都有一些黴菌存在；然而只在建築物潮溼時，才會產生問題。老舊建築物或結構錯誤的房屋內，所產生的愈來愈多的溼氣，與新式密閉建築內凝結的空氣，都提供了適合蕈類繁衍的理想條件。

黴菌看起來令人不悅，它的孢子會引起兒童喘鳴，百分之二十的過敏性氣喘年輕患者對黴菌起敏，家中黴菌與兒童的發燒、成人的高血壓和喘不過氣也有關連。

在起敏個體之間造成過敏與氣喘反應的，是靠空氣傳播的黴菌孢子。每個黴菌能產生數百萬個在顯微鏡下才看得到像種子的孢子，這些孢子飄浮於空氣中，並被個體吸入。在潮溼的日子裡，症狀往往更糟，黴菌在潮溼的床墊內滋生，兒童尿床後，便成為問題。大致上，有黴菌問題的家庭可能有大量的塵蟎。

要辨別家中是否有潮溼問題很容易，因為黴菌往往在牆上呈現潮溼的斑點，或在窗框上、牆上、浴室內、廚房內（尤其在冰箱的門封墊週圍與浴簾週圍），呈現黑、綠、藍或棕色的斑點。然而，有時蕈類的生長較不明顯，只能看到黑色針尖般的小範圍，其實這些是多產體，會釋出大量用顯微鏡才看得到的孢子。較狡猾的蕈類隱藏它們的孢子於壁紙下及室內植物的泥土中，若未每日倒空、清理、乾燥除溼器的集水盒，則它們會是黴菌的另一個養殖場。

潮濕的浴室是吸鐵石，能吸住會觸發過敏原的黴菌（allergy-triggering mould）。若您的浴室中有窗子，要打開它，若無，則要安裝一個抽風扇。

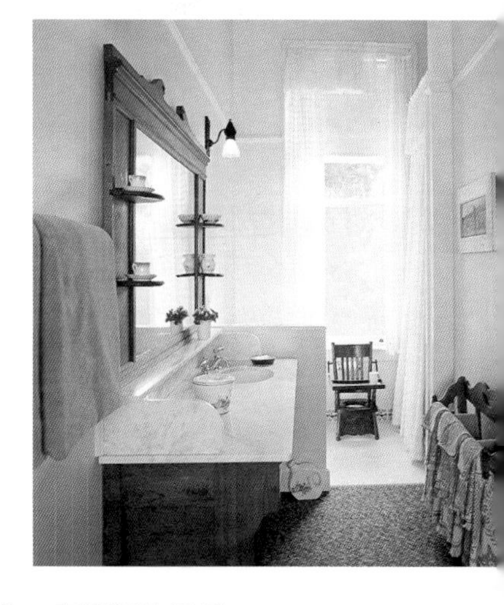

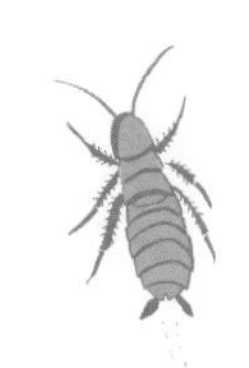

蟑螂

蟑螂經常與擁擠的城市及熱帶氣候（的確，牠們土生土長於美國南部與澳洲）有關；然而這些家中害蟲已跨越了各大洲的邊境，並拜中央暖氣系統之賜，熬過了更嚴寒的氣候。

在歐洲有百分之五至十的人，對蟑螂過敏原起敏，並有高出更多比例的氣喘患者在蟑螂過敏原的試驗中呈陽性反應。一項美國的研究發現，對蟑螂過敏的氣喘兒童若住在蟑螂數目衆多的住家中，則他們因為氣喘住院的可能性為三倍之多。

蟑螂過敏原是一種在此一昆蟲身上（所以死掉的蟑螂仍能引起反應）與糞便中，皆可找到的蛋白質。這些過敏原會和一般的塵蟎一起藉空氣傳播，然後被個體吸入，因為蟑螂以牠們的排泄物污染食物，所以牠們的過敏原也會在用餐時候被個體食入。

花粉

對六分之一的英國人口與三千五百萬位美國人口而言，花粉是極強力的過敏原，因為接觸這些顯微鏡下才看得到的孢子而導致的病況，是一種過敏性鼻炎，一般通稱為乾草熱。花粉由風傳送，於春、夏季花粉總數達到最高時，此一過敏原大量經由鼻子吸入體內。當它接觸到眼睛及容易起敏的鼻部潮溼內面、鼻竇時，會在敏感的個體身上爆發過敏反應。乾草熱患者通常至少對以下各項由空氣傳播的過敏原中的一項產生反應：來自黑麥草（rye grass）、貓尾草（timothy grass）等類似草類的草花粉，來自橡、榆、梣、樺或榛樹的樹木花粉或某些黴菌孢子。

螞蟻的螫針

在澳洲，螞蟻的螫針可產生致命的過敏原。最厲害的侵害者是十二釐米長的一種螞蟻，叫做跳躍螞蟻（jumper ant）或蹦跳蟻（hopper ant）。這種螞蟻須對百分之九十的嚴重反應負責，而且經發現澳洲各地都有此蟻，但大部份上報的嚴重反應病例都來自塔斯馬尼亞省與東南澳。跳躍蟻從樹上、曬衣繩上落下，而且病例普遍是衆多螞蟻造成的多重螫傷。雖然大蟻（bull ant，2.5公分長）比較沒有跳躍蟻具有攻擊性，但它也會造成嚴重的過敏症。

植物乳膠過敏症

天然橡膠經由在橡膠樹（學名：Hevea brasiliensis）樹身切口採得，橡膠樹生長於非洲與亞洲。疑似對植物乳膠過敏的人，往往在戴上橡膠手套後，經歷到症狀，其實他們可能是對家用清潔產品一類的化學物質產生反應，或者他們的症狀可能是手部沒有徹底擦乾、重複洗手、在橡膠手套內流汗所致。真正的植物乳膠過敏症是針對植物乳膠蛋白質起反應，或對收成、加工、製造時，添加到生橡膠中的化學物質起反應。

起敏於重複接觸含植物乳膠的產品後發生，所以它大致被視為偶發的危險；例如：醫療工作者因為每天接觸以血袋、手套等不可或缺配備形式出現的這種材質，而身處相當大的危險中；有植物乳膠過敏症的兒童，可能因脊柱裂一類需要一再手術治療並使用到導管的疾病，而發展出此一病況；嬰兒在一再接觸奶瓶吸頭與奶嘴後，可能發展出過敏症。

有些有植物乳膠過敏症的人，也對某些尋常食物產生反應，包括酪梨（avocado）、香蕉、西洋栗（chestnut）、油桃（nectarine）、木瓜、桃子（peache）。

昆蟲螫傷過敏症

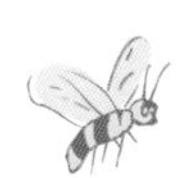

最可能以螫針誘發過敏反應的昆蟲是膜翅類（Hymenoptera）的昆蟲。包括蜜蜂、黃蜂（wasp）、大黃蜂（hornet）、火蟻（fire ant）。產生的過敏反應通常是短暫的，只維持數小時，先紅腫，接著疼痛、發癢。不過，在某些人身上產生的反應持續較長，有時甚至造成威脅性命的致敏發作。

首飾（鎳）過敏症

鎳是一種延展性佳的金屬，經常用於合金方面。皮膚對此一強力過敏原的反應可以是嚴重的：人們可能因牛仔衣服上的釘扣，而在腿上留下條狀紅腫；因鎳質錶帶，而在手腕上留下嚴重皮疹；因觸碰含鎳甚多的餐具，而在手部出現水疱。鎳成份存在於大部份的廚房金屬器具、服飾上的珠寶、剪刀、眼鏡框、扣子、拉鏈、扣件、硬幣中。有些食物也富含鎳，並在某些過敏症患者食用後誘發反應。鎳含量高的食物包括：蘆筍、包心菜、豆類、玉米、蘑菇、豌豆、蕃茄、菠菜、芽菜、花生、梨子、葡萄乾、大黃、茶葉、鯡、蠔、發酵粉、可可、全麥麵粉、所有罐頭食品、所有以鎳製器具烹調的食物。

室內空氣品質

我們在室內呼吸的空氣經常由各式有毒物質的混合體點綴著。的確，科學證據的測量顯示，室內污染比室外污染影響我們的健康更鉅，在一般居家環境中，污染物太多、太擴散，以致難於精確找出患者的病因。

瓦解內分泌系統的化學物質

瓦解內分泌系統的化學物質存在於殺蟲劑、PVC、防腐劑、戴奧辛、鉛之中，而且專家懷疑有時只須曝露於這些化學物質中一次，也能瓦解正常的細胞功能，由於對瓦解內分泌系統的化學物質所知甚少，以致尚無法定出安全曝露量。

已發現這些化學品的使用與許多嚴重的健康問題之間有關連性，從對兒童腦部發展的傷害，到乳癌、攝護腺癌都有。在美國的研究顯示，女孩子提早進入青春期是因為母親於懷孕時曝露於化學物質中。

造成室內污染情形的主要罪犯是建材、油漆、亮光漆、技術設備、清潔用品、家具光澤劑、空氣清新劑、瓦斯爐燃燒產物、殺蟲劑、合成布料、各種煙霧、環境空氣品質，包括來自外界的污染在內。

有毒物質是由植物與動物自然產生，以阻擋掠奪者及寄生蟲，所以若把「自然的」一詞詮釋為安全或無毒的，是一種誤導。但是我們在家中曝露於人造有毒物質內，遠較在家中曝露於大地產生的任何物質內更有可能性，這個事實還是存在。石化產品——從原油這種不能再生的資源中衍生的物質——是最擴大使用的人工合成物質。儘管有據信會釋放許多化學物質及重金屬到空氣中之實，但這些物質似乎用於每一項工業中與每一種消費產品內。

有令人不得不信的證據顯示，家中污染物是氣喘一類過敏症的誘發物，包括頭痛、失眠症在內的許多常見症狀，也與曝露於這些毒物中有關連。最終已有研究顯示，每日曝露於仿造的天然荷爾蒙中與癌症的發生、生育力的下降、先天缺陷的發生至少有一部份的連帶關係。

最大的問題之一是沒人確實知道室內污染物的傷害力有多大，因為絕大多數未完全受測試。根據「歐洲執委會化學物質局」(European Commission's Chemical Bureau)的估計，僅有百分之十四的最泛用家用化學品，有完整的一套基本安全數據(minimum safety data)。

一項特殊物質是否會在個體身上產生毒性或過敏作用，視幾項因素而定：當事人曝露其中的量、該物質的強度、曝露的方法（有些物質的被吸入是安全的，擦在皮膚上則不安全）、曝露的頻率、個體的耐受力。

不過，即使您的免疫系統目前能夠對抗一連串有毒物質的攻勢，但料想它永遠如此強健的想法則是冒失的。大部份的室內有毒物質在世界各處對健康的人都有害，而且許多物質的長期影響尚無從得知，這二個事實是無法跳脫的，明白這些風險使人易於將這些風險減到最少。

一間又一間儲存住家裝潢、裝飾物品的房間，使人聯想到居住空間中的化學物質問題。泡綿沙發、人工合成布料、防蠹地毯、油畫，加總造成毒性過量。

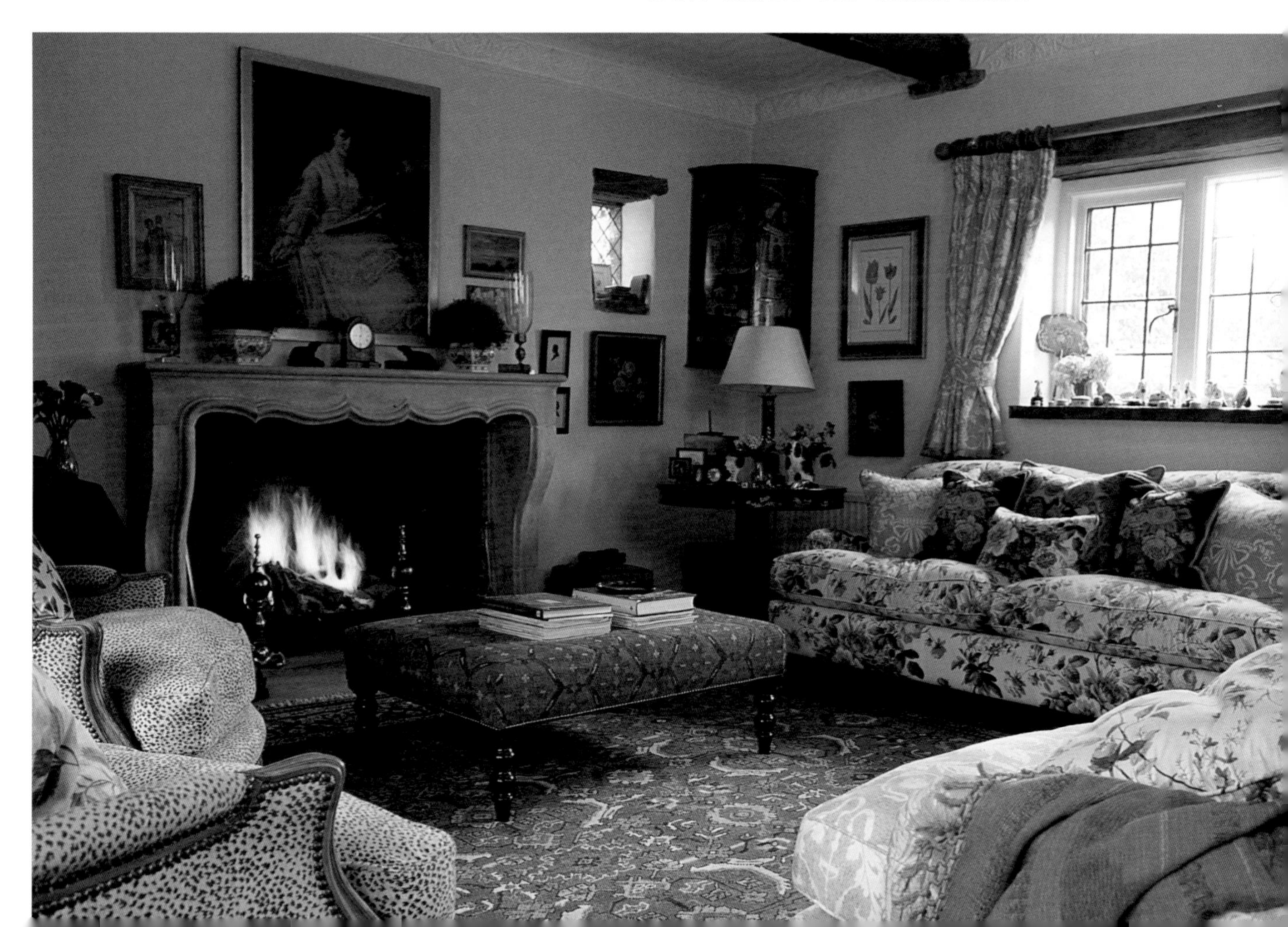

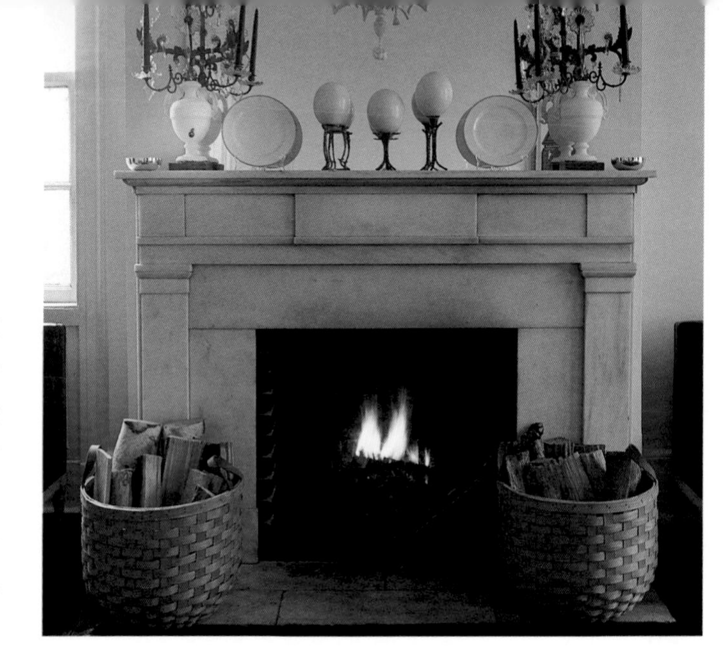

燃燒污染（combustion pollution）

室內污染以往只代表一樣事物：煙。在史前洞穴的天花板上發現的煤煙痕跡，充份證明了，我們的祖先以前沈浸在開放式的柴炊樂趣中。五千年後，我們漸漸傾向於在家中燃燒不同的物質，而且我們面對的污染問題比較不顯而易見。黑色煙霧敗給了天然氣、燃油、煤油產生的無色且經常無味的氣體，助長此一各式燃燒副產品的危害的包括室內供暖器（space heaters）、瓦斯爐、熔爐、瓦斯式氣鍋（gas boilers）、瓦斯式乾衣機（gas clothes dryers）、柴爐、煤炭爐、壁爐。即使是微小、無漏出口的瓦斯爐母火（gas pilot light）也會產生我們不想要的毒煙（主要是二氧化氮）。此外還有汽車與除草機的廢氣、來自焊接、木藝製作、銲錫一類嗜好活動的氣體。

大部份的人對這些氣體認知模糊，但幾乎沒有人揮霍時間憂心它們——畢竟，這些污染物通常來自每個人不可或缺的活動，例如：烹飪、溫暖住家。但它們可能帶來不適、過敏、失能、疾病，甚至在某些極其嚴重的情形中造成死亡之憾。糟糕的是，燃燒總是產生水蒸汽，雖然這在它本身通常不被視為一項污染物，但這會造成高溼度與溼淋淋的表面，因而促進塵蟎、黴菌一類生物性污染物的生長。若您住在新鮮空氣供應不足或不通風、家電故障或安裝不當的住家，則下列燃燒時產生的氣體可能會危害您的健康。

二氧化碳

二氧化碳是來自瓦斯、煤油、木柴或煤炭的主要燃燒產物。當藉助任何這類物質發動的設備正在作業時，週遭空氣中的二氧化碳濃度明顯升高。它的角色有如影響呼吸的刺激物，並誘發氣悶與不適的感覺。

一氧化碳

此一無味、有毒的氣體是由燃料不完全燃燒產生的。長期低量曝露造成的症狀包括頭痛、倦怠、頭暈、噁心，經發現長期曝露與多發性化學敏感性有連帶關係（見第十八頁），因為一氧化碳會干擾肝臟中的解毒路徑，並造成負荷了過量的毒物。急性一氧化碳中毒往往是由有瑕疵的燃燒型設備或通風孔失靈的設備造成的，它並且是每年在英格蘭與威爾斯造成約六十人死亡的原因。

二氧化氮

曝露於二氧化氮中，據信會增加呼吸系統的感染與咳嗽，尤其是在兒童及氣喘患者一類的脆弱患者之間。在家中，二氧化氮是由瓦斯型設備、煤油加熱器與燃柴爐製造。

二氧化硫

二氧化硫是一種有強烈刺鼻味的無色氣體，經發現長期曝露與氣喘、喘不過氣、喘鳴有連帶關係，當煤油加熱器或通風不佳的瓦斯型設備與煤炭爐被使用時，室內的濃度較高。

吸得進的粒子（respirable particles）

燃燒化石燃料產生的煙造成「吸得進的粒子」在空氣中擴散，這些煙霧質（aerosols）進入肺臟內，並在那裡居住，有時導致氣道緊縮、肺功能衰退。燃燒木柴產生的煙據信也與呼吸方面的疾病有關，尤其是在嬰兒與有既存慢性呼吸系統疾病的人之間，當社會演變，脫離以煤炭與木柴為本的燃料之使用時，可吸入粒子成為日漸縮小的問題，不過，燃柴的爐子現在又回復流行，與之相關的健康問題也隨之而來了。

環境中的香煙煙霧（ETS）

環境中的香煙煙霧泛指由燃燒香煙、煙斗或雪茄而產生的煙霧，而此煙霧是經由吸煙者的肺臟吸入體內。最常見因此產生的急性健康問題是眼、鼻、喉嚨刺激不適，曝露於環境中的香煙煙霧中與耳部感染、及支氣管炎與肺炎一類的急性兒童下呼吸道疾病之間，也有密切關連。家中單單一位吸煙者就能造成嬰兒在日後的人生發展出氣喘症的二倍風險。

呼吸上的刺激物

刺激物本身不會誘發過敏反應，但會加劇氣道的發炎。刺激物使過敏症狀更糟、或較可能發生，常見刺激物包括香煙煙霧、石化物質、油漆、汽車廢氣。

左：沒有什麼比真正的火爐更浪漫或舒適的，但排煙管與排煙孔必須保養得當，否則產品燃燒產生的毒氣會累積在屋內。

下：二手煙對有過敏症的人尤其構成傷害，即使您沒有過敏症，香煙煙霧也能造成眼睛流淚，像乾草熱患者流得一樣多。

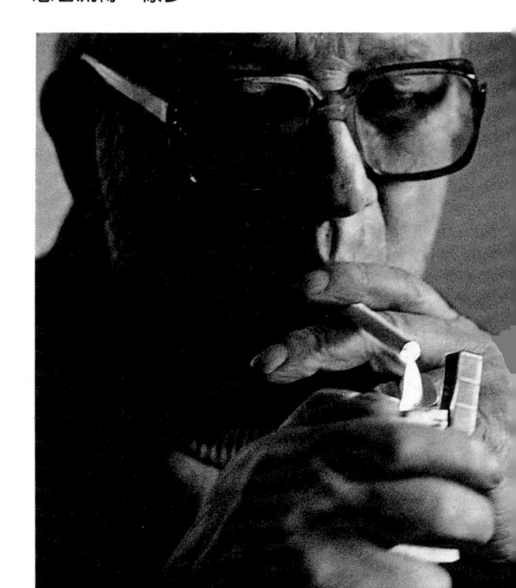

建築用與裝潢用材料

不久以前，住屋是由比現今用到的材料簡潔甚多的材料組成。木、磚或石材構成了骨架；內部有石膏牆（plastered walls)、木質地板及刷上單純油漆的牆壁。房間以實木、以及棉、羊毛、黃麻（jute)、絲一類天然纖維組成的軟質家飾裝潢而成，罕見人工合成品，而與建築相關的健康風險不出以下幾個。

鉛

最近幾年屋頂蓋板的建造愈來愈常使用到鉛，也用到人工合成染料與聚氯乙烯。在許多國家，在供水系統上，鉛管仍比比皆是，而且是飲水污染的來源。過去，許多油漆含鉛，以延長漆面的耐久，之後，這些油漆經發現是強力的神經毒素，過度曝露其中會導致腦部傷害，結果，油漆配方得到修改，而且重量上禁止包含百分之零點零點六以上的鉛量，今日，鉛只包含在一些特殊用漆中，然而，仍有數百萬的住家有遭到污染的牆壁、窗框，當油漆剝落時，曝露量會快速達到危險量，塗鉛的上下移動式窗子可能會製造問題，因為它們經過數年的拉上拉下，油漆已蝕，而且灰塵可能沈積在窗臺上。

鎘

據知此金屬是腎臟毒素與致癌物質，而且在許多PVC（乙烯基或聚氯乙烯）建材中可見，包括乙烯基地板與窗框，由石化原料製成的人工合成顏料（尤其是紅、橘、黃色）可能含鎘。

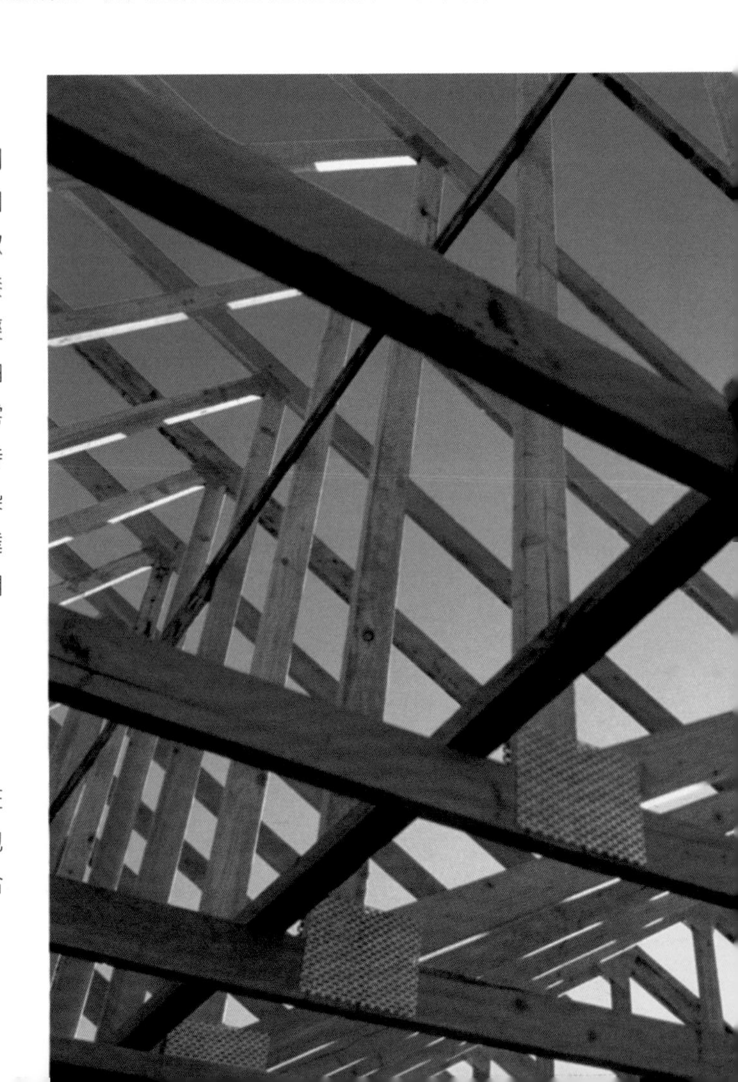

最近幾十年來，實木已不再是建物的骨架，並被已知有害健康的人工合成材料取代。

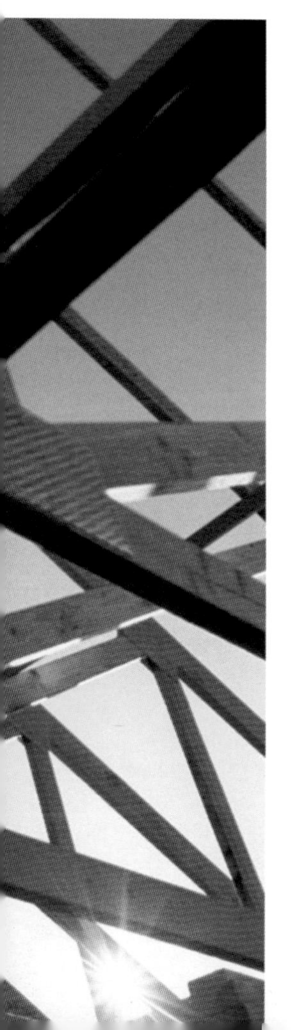

汞

從前汞被當做殺菌劑，使用於室內、外油漆中，以及牆壁不塗灰泥的住宅中，此一劇毒金屬現在在一些水管、老舊油漆塗作、鏡子背面、溫度計內仍然可見。

砷

它被當做木材用防腐劑使用，而且雖然在木柴被處理後，最大的污染危險過去了數週之久，但在處理溼木柴時仍可能造成嚴重中毒的情形。

揮發性有機化合物（VOCs）

揮發性有機化合物屬於最大的一群室內空氣污染物，它們衍生自石化物質，在已知的「除氣」（outgassing）過程中，有如蒸汽般迅速釋放出來，有些揮發性有機化合物本身是空氣污染物，而它們也會在大氣中造成化學反應，這會導致含有次污染物在內的煙霧（smog）形成，例如：地平面的臭氧（ground-level ozone）。氣喘患者與有其他呼吸毛病的人，顯得特別容易對低劑量揮發性有機化合物的曝露起反應，據報告，夜間發作的喘不過氣是主症狀之一。

因為揮發性有機化合物有良好的絕緣特性、耐火、產製費用低，因此它們在現代建築中應用之處頗多，它們是製作複合木（composite wood）產品（諸如塑板、中密度纖維板、合板）、絕緣產品、地毯、膠水、油漆、人工合成纖維時使用的溶劑、樹脂、防腐劑之構成要素。「新屋」的特殊氣味主要是由此類化學品除氣造成的。揮發性有機化合物也存在於家用清潔產品、蠟劑、光澤劑、香精、人工合成皂、化妝品中。

英國「建築研究院」（Building Research Establishment）的研究已在四棟新建一年的住屋中，找到二百五十四項從建材中釋放出的揮發性有機化合物，第二年期間則找到七十一項。在此討論的是其中二項顯著的揮發性有機化合物：甲醛（formaldehyde）與苯（benzene）。

除氣

「除氣」一詞，形容的是揮發性有機化合物的釋放，或來自一般建材、家具等人工合成組合物的揮發性有機化合物，溫度的升高，大致會增加除氣的比率。

甲醛

於此一無色氣體中的曝露日漸被認為是嚴重的健康冒險。據信吸入甲醛蒸汽會引起皮膚過敏、喉嚨腫大與不適、呼吸困難、咳嗽、鼻道灼熱感、流眼淚、口乾舌燥、疲倦、失眠症、頭痛、定向障礙(disorientation)。曝露也會加重氣喘的發作，而且接觸最後一層的甲醛塗飾會導致皮疹，使溼疹加劇。曝露於甲醛中而發展出永久健康問題的人，經常將他們症狀的肇始與像是感冒的病症連上關係，通常會被誤診為病毒感染，因為甲醛是免疫系統的感應素(sensitiser)，如果長期曝露其中的話，它可能會造成對完全不相關物質的多發性過敏症與敏感性。

在各種建材中，最大的甲醛來源是複合木（composite wood）建材，尤其是在它們的表面尚未做成不滲透表面時，此一揮發性有機化合物也用於尿素甲醛泡綿絕緣體的製造上，而且儘管人們因為顧及甲醛對健康的不良影響，而減少使用它，但甲醛目前仍被注入一些牆壁空洞（wall cavities）內。

苯

這是一種存在於油漆中的已知致癌物質。傳統的油基（oil-based）與水基（water-based）油漆二者都含有揮發性有機化合物，但被認為較危險的是油基類。在英國，一項在油漆工與裝潢工之間做的死亡率研究明顯顯示，與其他人口相較之下，他們的癌症死亡人數較高，這情形已被歸因於苯的危害。

油漆與最後一層塗飾（finishes）

有過敏症的人曝露於油漆稀釋劑的毒煙、油漆乾固時釋放的毒煙中時，會格外痛苦，氣喘的遽發與皮

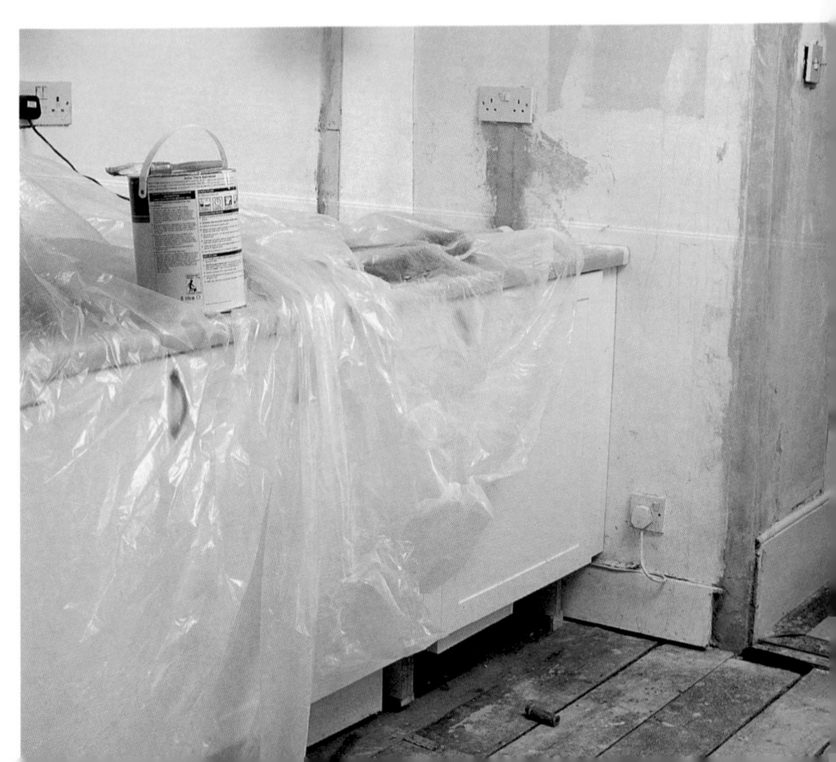

裝潢屋子時，色彩與風格已成最要件，沒有幾個人深思所選材料中的化學成份。

膚的不適都是對這些毒素的常見反應。

所有油漆都是由四類成份組成的：樹脂，為了黏著與耐久；顏料，以提供色彩；添加劑，以增強功能特性；溶劑，液體媒質形式的溶劑能使油漆與其他產品穿透有氣孔的材質。販售的產品中，以「溶劑基」（solvent-based）的濃度最高；不過，在許多水基油漆中也能發現較少的溶劑，溶劑是揮發性有機化合物，蒸發後會造成健康問題與嚴重的污染，它們能誘發過敏反應，並損害神經系統、呼吸系統、消化器官、循環系統、心臟。據信它們也與癌症、生殖病症（reproductive disorders）有關。

根據包含的溶劑類型，油漆可分為：包含百分之四十至八十揮發性有機化合物溶劑的油基油漆，與包含百分之五至十揮發性有機化合物溶劑的水基油漆。

去漆劑（paint strippers）

去漆劑含有亞甲基二氯（methylene chloride），是一種與腎臟病、心臟病發、癌症有關的化學劇毒。亞甲基二氯也是已知的一氧化碳來源：此化學物質會在人體新陳代謝形成劇毒氣體，即使在通風良好的房間內，任何使用去漆劑的人都會吸入大量的亞甲基二氯。

黏著劑（adhesives）

黏著劑與油漆含有許多相同的化學物質，並構成類似的健康風險。皮膚問題是曝露於毒膠之中後，最常見的不良反應，從急性過敏反應到長期皮膚炎都有。溶劑基黏著劑最危害健康，水基產品處理上比較安全，但往往含有一些溶劑。

自己動手做

許多住家裝修工程是在工業界絕不會接受的安全條件下進行，反應可能來自工具揚起的大量灰塵，或者可能是對材料受處理時釋放的毒煙與蒸汽產生反應，這能誘發一項新的過敏症，或造成現已罹患的一項過敏症遽發，尤其是氣喘、鼻炎或接觸性皮膚炎。

神經毒素

如此命名這些化學物質，乃因它們對神經系統具有毒性，會依次影響體內每個系統。許多神經毒素物質與導致癌症、多重化學物質過敏性的化學物質是相同的（見第十八頁）。

地毯

一般地毯的橫斷面顯現出一層層的潛在危險物質，從人工合成的地毯纖維與裡板，到人工合成的底襯與黏結各層的溶劑基膠水。一張地毯可能包含一百二十項以上的化學品！

美國人於一九八八年首度提出關於地板覆蓋物的爭議，當時華盛頓的環保署總部鋪了新地毯，接著有一成以上的員工抱怨出現健康問題，報告上的症狀包括眼睛灼熱、記憶力減退、發冷與發熱、喉嚨痛、關節痛、胸悶、咳嗽、噁心、暈眩、視力模糊、沮喪、注意力不集中。公認的罪魁禍首是地毯裡板材料釋放出的化學物質4-PC（4-苯基環己烯【4-phyenyl-cyclohexene】）。

新地毯的一項補償特色是它們的除氣於前九天達到高峰（但有些化學物質持續達三年）。然而，一旦就定位，地毯會像海綿一樣作用。生物性過敏原是積沉在纖維中的最明顯污染物，但並非只有它們：由鞋子帶到地毯上的任何東西都會積存在上面，然後釋回空氣中，例如：揮發性有機化合物、殺蟲劑、有毒家用化學品，遠離紫外線日光的話，這些化學物質經過多年仍能保持原狀。

為了柔軟與舒適，沒有什麼東西能勝過地毯，但值得為了腳下的些許舒適，付出為有毒化學物質所苦的代價嗎？要儘可能選擇天然、非化學處理的地毯。

合成纖維、裡板與底襯

有數十種化學物質從廉價地毯採用的人造纖維上釋放出來，但通常是甲醛與苯被列舉為最大的侵犯物質。當地板的一大片範圍被覆蓋住，而且通風不良的話，則過度曝露於這些揮發性有機化合物的風險極大。人工合成的乳膠（一般用做裡板）也含有能硬化橡膠的化學藥劑，這些硬化劑含有致癌化學物質苯乙烯。

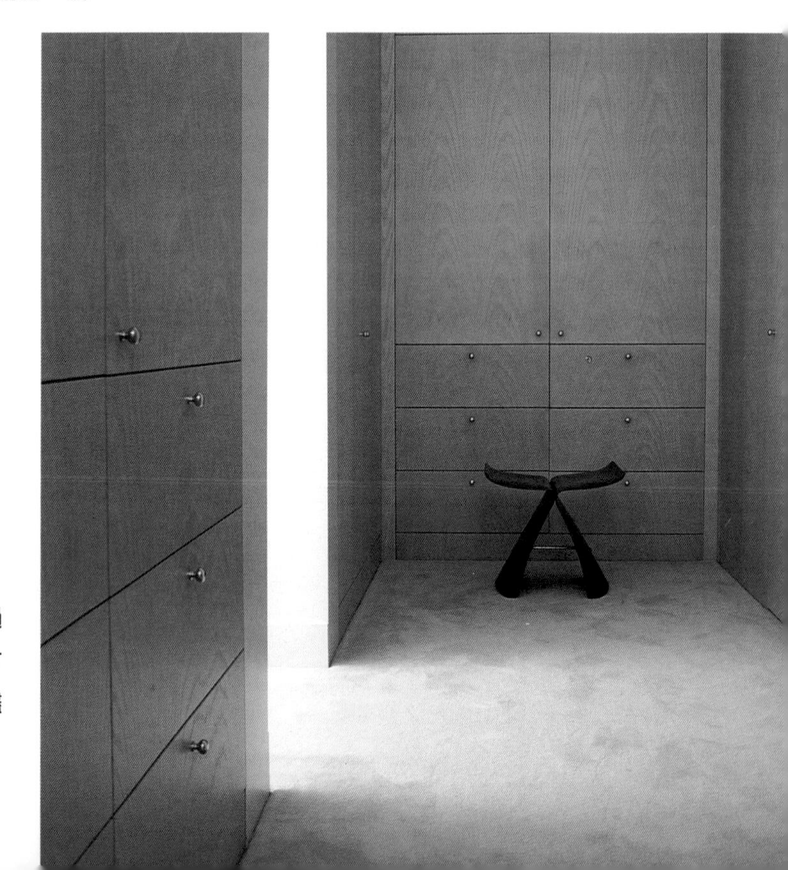

聚氯乙烯

聚氯乙烯是建築業最慣用的塑膠，但它的應用飽受爭議，有二個理由：它的製造與廢棄十分危害環境（它不被生物分解），在室內使用它，存在著一些對健康構成威脅的風險。據信苯二甲酸鹽這組每每添加到乙烯中的化學物質可能會助長室內氣喘症的發生。環保組織「綠色和平」正為全世界所有工業氯化學（industrial chlorine chemistry）之終結而奔走，包括各種形式的乙烯基之製造。

它的一般家庭用途包括：易擦拭壁紙、百葉窗、地板、地毯裡板、浴簾、窗框。

黏著劑與密封劑（sealants）

鋪設地毯時使用到多種膠水，而大多數都是以人工合成乳膠為主，與地毯裡板採用的是同一種樹脂。雖然有愈來愈多「安全的」黏著劑可購買，但大部份的安裝人員仍採用含有揮發性溶劑的膠水，這些黏著劑經常是家中揮發性有機化合物最大的短期散發源。

地毯處理

近年來，使用化學物質抑制斑漬、靜電、蕈類生長已成為標準模式，但這類處理方式都潛藏毒性，成為健康與環保問題已有一段歷史的是羊毛地毯的防蠹處理（見第六十頁「殺蟲劑」）。用來增添地毯色彩的人工合成染料也潛藏有害的溶劑與揮發性有機化合物。

布料

非百分之百天然的布料會給有多發性化學物質敏感性的人、對合成染料敏感的人或對甲醛不耐的任何人帶來麻煩。

人工合成布料與天然／合成混紡

甲醛存在於許多人工合成的紡織品中，包括聚酯與棉的混織品，它也應用於尼龍布料上，以使它們防火，以甲醛樹脂處理過的布料往往在標籤上被描述為「防縐」、「容易處理」、「免燙」、或「防水」。聚酯與聚棉的床單據知會加劇溼疹症狀，或許是因為它們的「呼吸」量，沒有棉與亞麻量大，所以導致出汗更多、皮膚不適。

羊毛過敏症

羊毛纖維是常見的刺激物，尤其是在溼疹與皮膚炎患者之間。不過，有些人是對羊毛中的羊毛脂起反應，而非對羊毛本身起反應；另有一些人是對於處理他們衣服時使用的漂白劑、殺菌劑、人工合成染料敏感，而可能在穿著以天然顏料上色且未經化學處理的羊毛衣服時，則覺得舒適。

您家中的化學品

一九八一年約有十萬種不同的化學品使用於歐盟國家，其中絕大多數未經適當的毒性測試，從那時起，至今又已有數千種問市。一九九八年有一項調查，檢視在美國使用的2863項高量有機化學品，其結論認為這些化學品中只有百分之七有完整的一套基本毒性資訊可提供。美國環保署已在室內灰塵與空氣中發現了二十三項殺蟲劑。

殺蟲劑

消滅昆蟲、齧齒類、雜草、蕈類、細菌或霉的任何藥劑都被歸類為殺蟲劑。家蟎是較舊式殺蟲劑的一個有效的貯藏所，而且是人類污染的主要來源——尤其是對嬰兒與學步的幼兒而言。

殺蟲劑較常以噴霧式蠅類噴劑的形式存在，細分則有捕蟲片、木材防腐劑、去頭蝨洗髮精、螞蟻與蟑螂消滅劑、老鼠藥、寵物用跳蚤與扁蝨療劑等。有一百種不同的有效成份添加到六、七百種住屋與花園使用的殺蟲劑產品中，而且使用這些產品時通常沒有保護的配備，因此，殺蟲劑在美國是第二大家中中毒原因，其實並不令人驚訝。

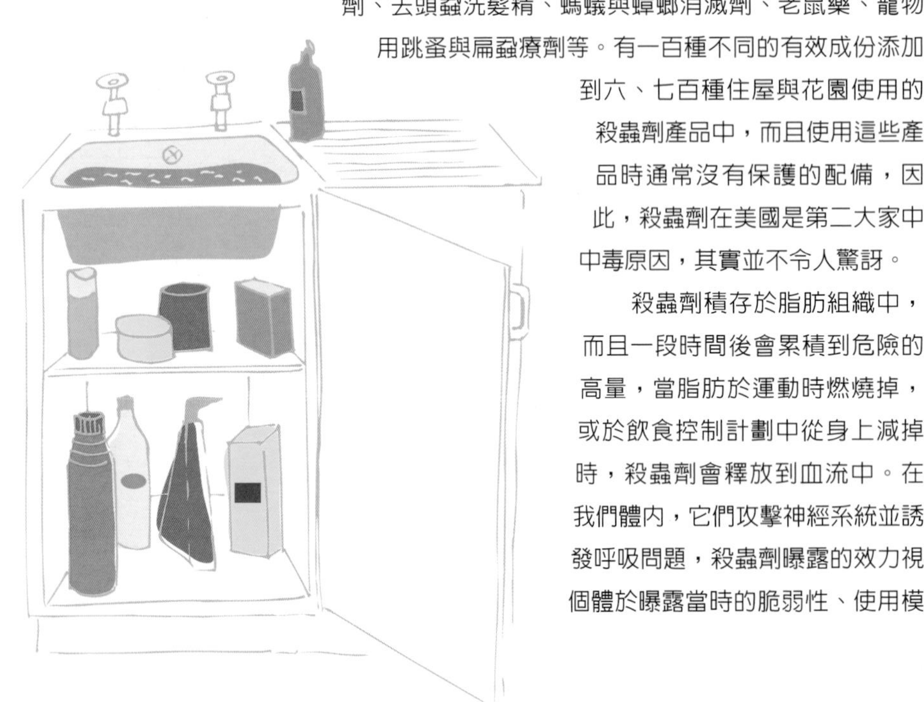

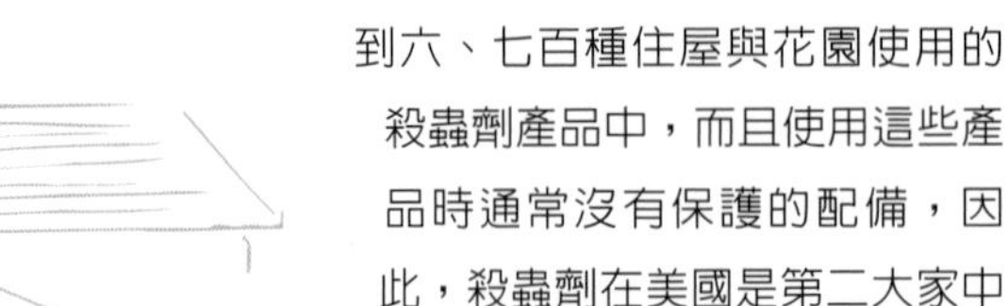

殺蟲劑積存於脂肪組織中，而且一段時間後會累積到危險的高量，當脂肪於運動時燃燒掉，或於飲食控制計劃中從身上減掉時，殺蟲劑會釋放到血流中。在我們體內，它們攻擊神經系統並誘發呼吸問題，殺蟲劑曝露的效力視個體於曝露當時的脆弱性、使用模

臭氧

臭氣分子位於大氣層的上層，扮演重要的角色，它能吸收來自太陽的危險紫外線輻射。在地球上，臭氧是會刺激肺臟的高反應性氧化物，還可能造成視力模糊與注意力不集中。此外，臭氧可能會使某一些慢性呼吸系統疾病惡化，例如：氣喘，並損害身體對抗呼吸系統感染的能力。

刷式馬達（brush motors）（在廚房電器、縫紉機、電動工具中可見）、電子空氣清淨機、負離子生成器、影印機是家中主要的臭氧來源。

臭氧生成器被當做淨化空氣的器材行銷，但空氣中需要用來清除黴菌、殺蟲劑、氣味、有毒揮發性有機化合物的臭氧濃度，比人類在不冒健康風險之下所能耐受的要高。

常見家用化學物質

化學物質以下列二者之一，做為過敏症的誘發物：一是做為污染物，藉由毒性傷害（例如：在肺上或皮膚上）產生直接的作用，二是做為曝露物質，以導致起敏，使個體一接觸其他室內過敏原，便容易產生過敏反應。以下是環保、保健團體特別警示的化學物質之清單。它們全都具備有毒、耐久、在生物體內累積（例如：它們會在人體內積存）、瓦解荷爾蒙這些特性之一部份，或綜合上述特性。

烷基苯酚聚乙氧基醇類（alkylphenolpolyethoxylates）與相關物質

在一些洗髮精、刮鬍泡沫及其他化妝品中當做表面活性劑、分散劑（dispersants）、乳化劑（emulsifiers）。也用做某些油漆與環氧基樹脂膠等環氧基樹脂中的添加劑。

烷基錫（alkyltin）

在抗菌劑中當做防腐劑使用，也在某些塑膠的製造中，當做催化劑，這些化合物是耐久、會在生物體內累積的，且是內分泌系統的瓦解者。

砷（arsenic）

見第五十五頁。

人造麝香

存在於馬桶清潔劑、刮鬍泡沫、刮鬍後潤膚品、液體香皂、化妝品、香水中。不要誤以是從瀕臨絕種的麝鹿身上萃取的天然麝香，人造麝香會在體內累積，污染脂肪、血液、母乳。人工合成的麝香難於避免，因為產品標籤上向來只註明「香精」或「香料」。

雙酚A（biphenol A）

用於塑膠瓶、環氧基樹脂膠、防火產品、錫罐內保護塗料的製造。是有多種毒效的內分泌系統瓦解者。

鎘

見第五十四頁。

氯

若誤食了含氯漂白劑，則不只危險，它也會產生毒煙，這些毒煙會引起皮膚刺激不適、頭痛、疲勞、眼睛灼熱、呼吸困難。氯是一種甚毒、極易造成反應的化學物質，含有會形成有機氯（organchlorines）的有機物質。這些化合物會在人體內累積，而且已與先天缺陷、癌症、生殖病症、發展障礙連上關係。

戴奧辛

在某些化學品（例如：聚氯乙烯）的產製過程中，戴奧辛成為副產品被製造出來。戴奧辛耐久、會在生物體內累積，最被研究的戴奧辛——「四氯二苯並-P-二惡英」（TCDD），經證實會致癌。

鉛

見第五十四頁。

汞

見第五十五頁。

苯二甲酸鹽（phthalates）

這些毒素經常出現於家中灰塵內，已與氣喘的發生連上關係，已知胎兒會透過胎盤吸收它們，嬰兒則從母乳中吸收它們。有些苯二甲酸鹽是內分泌的瓦解者，已與精蟲數目的減少、生殖週期的瓦解、乳癌發生率的增加連上關係。

短鏈的氯化石蠟（SCCPS）

存在於油漆、膠黏劑（mastics）、密封劑、耐火產品中。中、長鏈的氯化石蠟只是危險，但也應避免它，這些物質也用於聚氯乙烯電纜、乙烯基地板鋪設材料中，短鏈的氯化石蠟被懷疑是內分泌系統的瓦解者，它們耐久、有毒、會在生物體內累積。

林丹（lindane）

林丹是可能的致癌物質，而且已與乳癌、內分泌系統瓦解、形成不全性貧血、先天缺陷連上關係。歐盟禁止以它做為農業用、園藝用處理劑，不過一些家用產品中仍有用到，包括某些殺蟻劑、殺象鼻蟲劑、防蠹劑、跳蚤／疥癬治療劑。在美國，環保署已將林丹歸類為耐久、會在生物體內累積的有毒化學物質。

六十年前，實質上並無木材防腐處理的執行，今日大家曝露於有毒的木材處理中，在整個已開發世界是普遍且沒有管制。

式、此人的遺傳組成而有所不同，有些人一開始沒反應，經過一段時間後卻發展出對產品的極度敏感性，有些人的身體則是立即開始反應。

殺蟲劑曝露後的急性症狀經常被誤認為是感冒或過敏症，它們包括類氣喘反應、皮膚不適、噁心、暈眩、頭痛、關節與肌肉疼痛、流汗、定向障礙、疲勞、無法專心、高刺激感應性、情緒不穩、嘔吐、抽搐。科學家也已證實，長期曝露於殺蟲劑污染下和慢性重症之間有連帶關係，包括癌症、先天缺陷、遺傳損害、生育力減退、性功能障礙。殺蟲劑對野生動物也危害極大，並高度污染環境。

塵蟎控制

化學藥劑或「殺恙蟲藥」（acaricides），往往被當做擺脫塵蟎過敏原的最佳辦法來行銷。然而塵蟎過敏症的患者正巧最易對此類化學品敏感，以致產生過敏反應。藥劑一般施用於地毯、襯墊式沙發、寢飾上，這些皆是小孩最常待的地方。設於英國的「英國殺蟲劑訴訟網絡」（Pesticide Action Network UK）認為長久下來會導致不樂見的殺蟲劑曝露，並認為是沒有必要的，因為有非化學的解決方法存在。他們編纂的研究顯示，這些藥劑短期內會導致眼睛與皮膚不適，長期則產生併發症，包括：內分泌瓦解（disruption）、皮膚起敏、致命毒性。

驅昆蟲劑（Insect Repellants）

驅昆蟲劑中最常採用的化學成份是避蚊胺

六十年前並不會對木材做防腐處理；如今在已開發國家中，有毒性的木材處理對大衆的曝露分佈極廣，且未受到控制。

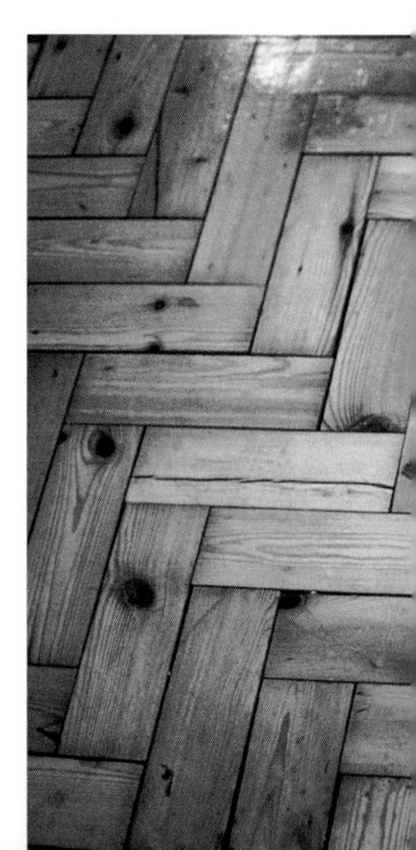

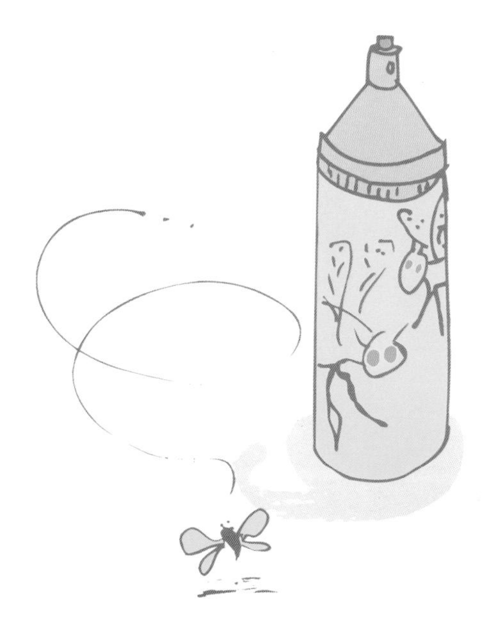

(DEET，學名：diethyl-metal-toluamide)。避蚊胺經證實與兒童的腦部病症、語音含糊、走路困難、震顫、急性神經中毒有關，若不小心誤食，有時會致死。直到最近，美國才允許避蚊胺含量在百分之十五以下的產品用於兒童，但一九九八年四月美國環保署表明將不再證實避蚊胺對兒童是「安全的」。

防蠹丸

傳統的防蠹丸由百分之百的對二氯苯(paradichlorobenzene)製成，聞起來價廉質劣，且與長時期曝露引起的一些難受症狀有關，這些症狀包括眼睛浮腫、鼻子／喉嚨／肺嚴重不適、頭痛、胃口差、沮喪、肝／腎傷害，兒童僅吞下一顆，症狀也會於一小時內發作。

木材處理

木材防腐劑——用來消滅會鑽木的昆蟲與蕈類——是已知最毒的化學物質之一，長期曝露的影響尚不清楚，而且木材防腐劑對大衆的曝露，是廣泛可見且沒有管制的。在美國，木材處理業使用殺蟲劑的用量達到了百分之三十以上。

在英國，據估計每年有二十萬件木材處理於家中進行，過去二十五年約有四百萬的住宅(所有住屋的五分之一)進行了處理，歸納這個情形，就是約有四分之一的房子接受過多重處理。

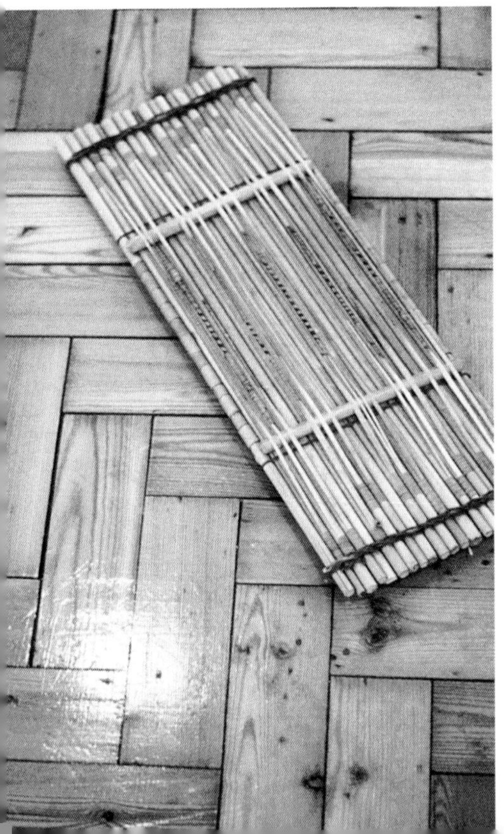

常見殺蟲劑

最引起擔憂的家用殺蟲劑一族是有機磷(organophosphates)、擬除蟲菊酯(pyrethroids)、氨基碳酸鹽(carbamates)，還有有效成份芬普尼(fipronil)。在美國，陶斯松(chlorpyrifos)是最泛用的殺蟲劑：已知它對野生生物具有劇毒性，而且已與多發性化學物質過敏性連上關係。一九九八年的一項研究發現，陶斯松在施用後，有長達二週的時間累積在家具、玩具等具有吸收力的表面。

許多現代家具經過耐火處理，這是為了保護我們的財產，但有毒的殘留物已在人體血液與母乳中被偵測到，它們也被發現存在於有電子設備的辦公室空氣內。

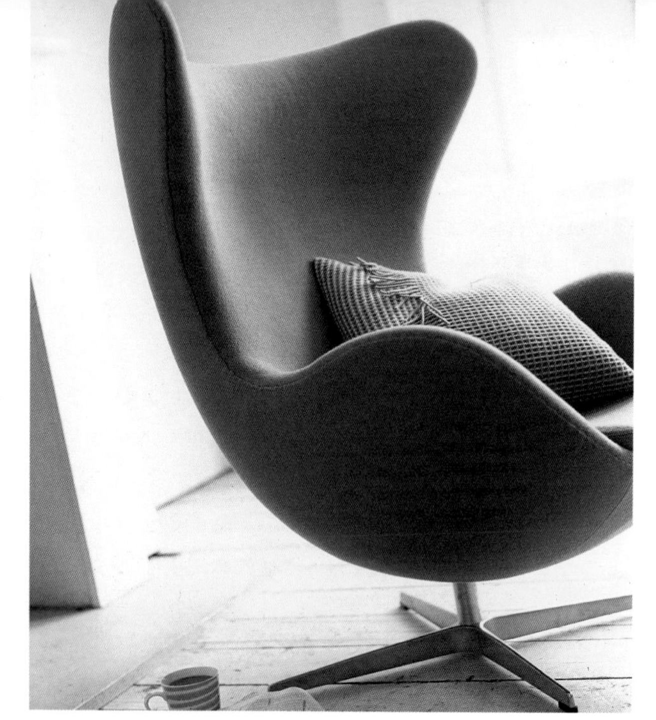

慢性健康影響（Chronic Health Effect）

「慢性健康影響」指的是一再曝露於一項化學物質中一段時間後所造成的一種疾病，難找出污染物，且症狀可能多年不出現。慢性曝露的結果，可以是一項新過敏症的肇始、慢性病（例如：癌症）、生育力問題或性功能障礙。

耐火產品

雖然耐火產品可能因保護人們避免火焰造成死傷而受到愛用，但產製過程中釋放的毒煙、耐火化學品處理後的材質之使用及廢棄，都是相當具有毒性的。它們疑似是致癌物質，而且已與肝臟腫瘤、內分泌系統瓦解有連帶關係。一九九八年「世界衛生組織」建議完全廢除含溴的耐火產品。

耐火產品主要用來處理家具與家飾內有彈性的聚胺酯（polyurethane）泡綿，以及盒、蓋、電路板等其他電腦組件，新式較不危險的真正耐火材質已有販售，因此電氣與電子設備的廠商正開始重新考慮他們的選擇，一些知名公司逐漸不在產品中使用含溴的耐火材料，這些公司包括電腦製造商東芝（Toshiba）、家具大店宜家家居（IKEA）、新力（Sony）也已決定於二〇〇二年以前於所有產品中廢除使用與溴化合的耐火產品，自一九九七年以來，大多數電視機內的耐火產品已被置換掉。

清潔產品

清潔產品是一般住家內持有的最毒物質之一。儘管這類產品有些愈來愈被懷疑與癌症、肝臟損傷、肺臟問題、免疫系統受抑制、胎兒損傷牽扯不清，但標籤上並未註明長期可能造成的影響。而且，裝在噴霧容器內販售的產品據知會加劇已有的過敏病況，尤其是氣喘，「英國過敏基金會」（British Allergy Foundation）與「美國肺臟協會」（American Lung Association）都已對噴霧劑的使用提出警告。

大部份商業品牌的家用產品都含危險物質，這些產品包括一般用途的清潔劑、洗碗精、水管疏通劑、烤箱清潔劑、洗碗粉、洗窗液、家具蠟與光澤劑。使用於乾洗過程的化學品造成更多問題，甚至洗衣劑在某些人身上會誘發反應，殘留物會引起嚴重皮疹，空氣中殘存的人工香料會導致類感冒與類氣喘的症狀。

水

我們認為新鮮的供水，其實從來不是純水（pure H_2O）。沈澱物是其中一種常見的污染物，但更令人憂心的是，硝酸鹽、氯、殺蟲劑、鋁及其他重金屬（包括鉛、銅、鎘、汞）、有機物質及工業的化學殘留物，它們會滲進水系統中。這些污染物能使未過濾的水成為有過敏症、化學敏感性、皮膚病症者的刺激物，無論這水是被攝取或使用於皮膚上，尤其值得關切（特別是幼兒和有溼疹的人）的是氯與氟化物。真正對氯產生的過敏症並不普遍，但任何因為在含氯的泳池游泳導致溼疹更嚴重的人，可能易受到家中供水含氯的不良影響。

氟化物被添加到供水中，以減輕兒童的齲齒情形，但過多的氟化物則會削弱免疫系統，並造成心臟病、遺傳損傷、癌症。飲用處理過的自來水並使用含氟牙膏的兒童可能有超過安全用量的吸收，若您擔心此一問題，請詢問當地的水公司。

藥物

有非處方藥可緩解症狀，但無法根治癥結問題，所以服用時應謹慎，而且已知過敏原等藥物潛藏和該問題一樣令人不適的副作用。過敏症患者應對非處方藥保持警覺，因為容易陷入動不動就吃藥丸以壓抑症狀的例行程序中，而癥結病況仍然持續，甚至惡化、不被注意、不被檢查。

每三個人中，就多達一人經歷過對藥物產生某種形式的負面反應，不過往往是昏睡、噁心或頭痛，並非過敏反應，儘管如此，真正的藥物過敏病例確有增加。的確，致敏反應的最普遍原因是對普遍使用的藥物、軟膏、乳劑、噴劑、血清疫苗、局部麻醉藥、過敏症用脫敏注射劑的過敏。

對藥物的過敏反應可以是緩慢或即刻的、微不足道或威脅生命的。之前曝露於藥物中，是敏感性浮現的先決條件，不過在一帖藥物連續服用數日的情形下，一開始的曝露可能只在前一天發生過，在起敏發展出來以前，有時一種藥物已被耐受了數週、數月或數年，可能對藥品本身過敏或對藥品的其他成份過敏，例如：染料、大批充填物（bulk fillers）、防腐劑、抗菌物質、色素。

最可能誘發反應的藥品是阿斯匹靈（每千人中有二人對阿斯匹靈過敏）、抗發炎的止痛藥，例如：布洛芬、抗生素盤尼西林、治療高血壓的受體阻礙藥（beta-blocker）。

美容產品

歐盟的法律未規定化妝品在上市前須經安全測試，是令人驚訝的事實，許多製造商喜歡誇耀他們的成份「天然」、「溫和」，但緊接著又強調已經應用於他們最新產品中的多年超先進研究。化妝品只要包含了一種人工合成成份（絕大多數包含多種），就無權在標示上聲稱「天然」，但大部份的消費者不了解數十種慣常添加於美髮、美容產品上的成份會引起過敏、有危險或具有未經證實的毒性。這些防腐劑、添加劑、化學物質的添加可使製品在頭髮上或皮膚上好聞、摸起來滑順、舒適，也可防止產品太快變質、發霉或滋生細菌。添加到美髮產品中的許多成份具有毒性和危險性，特別是調配來染、燙捲或燙直頭髮的產品。

化妝品化學物質

據知以下的化妝品化學物質會造成過敏症或類過敏症狀。

酒精

是市售收斂劑與調色劑中的常見有效成份，也用於諸多清潔劑中，會導致過敏反應與皮膚乾燥，它的煙氣也會刺激鼻道，並引起噁心、昏睡、暈眩。

甲醛

存在於某些洗髮精與所有硬甲油（nail hardeners）中。甲醛是一種已知會誘發過敏症並產生化學物質過敏性的強力揮發性有機化合物。（見第五十六頁）

防腐／滅藻／殺菌劑（isothiozolinone）

泛用於化妝品中，是一種與接觸性皮膚炎有關連的常見過敏原，已知有人對少量的isothiozolinone也會起反應。（isothiozolinone是從合成的擬除蟲菊類的氯菊酯【pyrethroid permethrin】中衍生的殺蟲劑，也用做抗塵蟎劑。）

乳化劑／活性界面劑（laurel salphates）

在大部份市售的香皂、洗滌液、洗髮精、清潔乳中可見。這些是從石化物質或萃取來的植物脂肪酸做成的人工合成清潔劑，被認為對人體的皮膚及黏膜有害，而且普遍相信會造成皮疹與過敏反應，當這些物質與其他某些化學物質混和時，也可能形成致癌化合物。

羥苯烷基酯類（parabens）

甲基、乙基、丙基、丁基的羥苯烷基酯類被用來延長化妝品與食品的有效期限，並用來抑制微生物生長，被認為會引起過敏反應與皮疹。

丙二醇（propylene glycol）

當做溶劑使用的丙二醇，能使製品沒有使用甘油來得濃稠，它也能抑制黴菌的生長，有時因為它的制菌特性而被採用，在噴劑溶液中，它也能用來穩定微滴的大小，這項化學物質已知對皮膚與吸收系統是一種刺激物，過度的曝露據信會引起肝臟異常與腎受損。

氫氧化鈉

用於指甲治療劑中，且是一種直髮劑成份，若氫氧化鈉接觸到眼睛，會造成失明。

乙硫醇（thioglycolate）

混和於直髮劑與捲髮液中的乙硫醇，對眼睛是一種嚴重的刺激物，已知會引起皮膚起敏作用。

皮疹與接觸性皮膚炎是對美髮、美容產品最常見的反應，但過敏反應也會發生於曝露在各種化妝品藉空氣傳播的蒸汽、微滴（droplets）粒子中。而且皮膚是吸收力強的器官，所以化學成份很容易吸進體內，最常誘發過敏症的美容產品是用於臉部與身體的乳霜、防曬產品、除臭劑、刮鬍產品、刮鬍潤膚品、頭髮保養品，值得注意的是最貴的產品未必最佳。

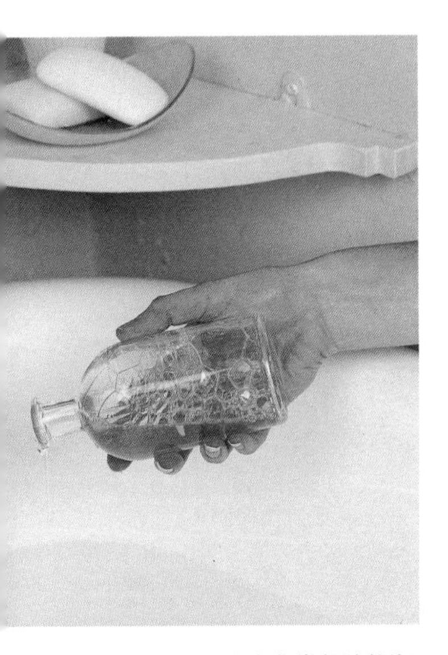

上：滿滿一浴缸令人非常舒適的泡沫，似乎是無害的享受，但商店買來的泡沫浴劑完全是人造的，並會引起皮疹。

右：市售的香皂可能看來誘人，但它們往往含有一大堆有害健康的成份。購買之前，要先查看標籤。

香皂與其他清潔皮膚的產品

商店中販售的許多類似香皂的產品，其實並非香皂，而是含有石油基清潔劑的塊狀人工合成化學品，這些產品往往對敏感的皮膚極具乾燥與刺激的作用，即使合法自稱香皂的市售產品，也罕有用鹼將天然油與脂加以反應的基本方式製成的，反而，它們通常是由化學萃取的脂肪酸，在高壓下與鹼反應製成。

泡沫浴劑

市售的產品通常是以人工合成的清潔劑，加上人工香料與大量人造染料製成。使用泡沫沐浴劑可導致皮膚皮疹、尿道／膀胱／腎臟／陰道感染。

嬰兒用品

主流品牌產品通常含有礦物油（一種石化物質）、合成清潔劑、人工香料、防腐劑，它們在嬰兒細緻的皮膚上往往太過刺激，並會導致過敏性皮疹。

防曬保養品

最可能產生過敏反應的成份是肉桂酸鹽（cinnamates）（【octyl methoxcinnamate與西諾沙酯【cinoxate】）、二苯甲酮（benzophenones）與對氨安息香酸（PABA，目前大部份的產品中已不採用，因為它造成了許多反應），防曬保養品中的防腐劑與酒精也是造成刺激與不適的源頭。

香料

對香料的反應從輕微的皮膚刺激到嚴重的皮疹、接觸性過敏症都有，偏頭痛與噁心是香料的其他作用。

香精由天然精油、香料、化學物質、酒精基溶劑組成，任一種化妝品都可能包含少則十項，多則六百項的成份。皮膚科醫師已找出了常見的二十四種香料成份過敏原，但至今這些成份仍存在於大部份產品中。

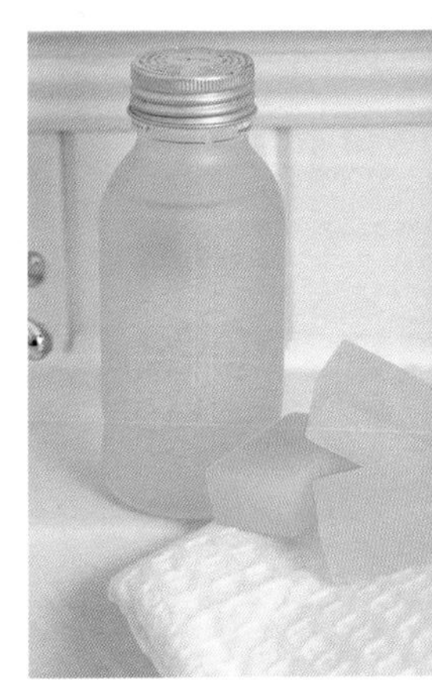

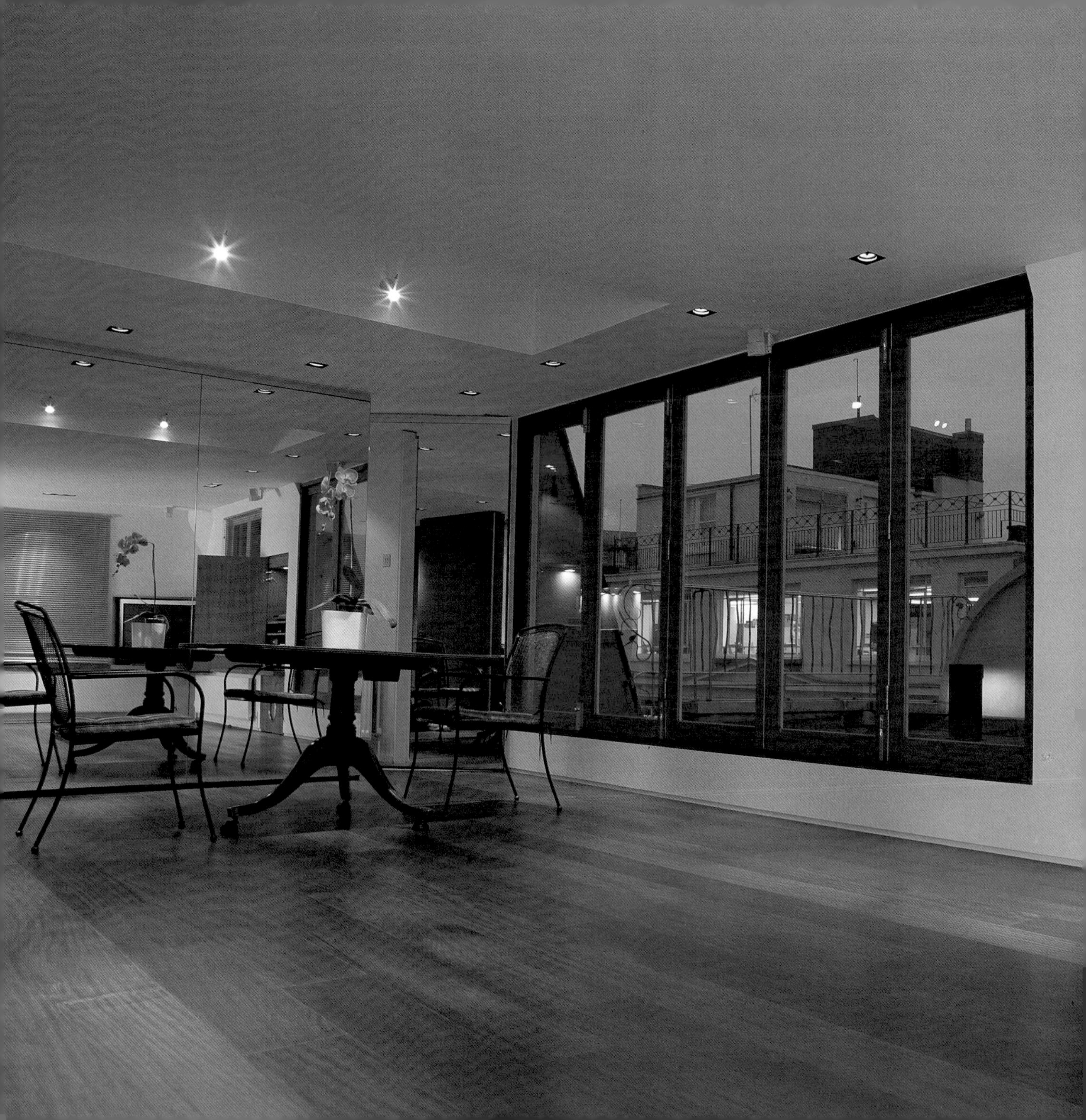

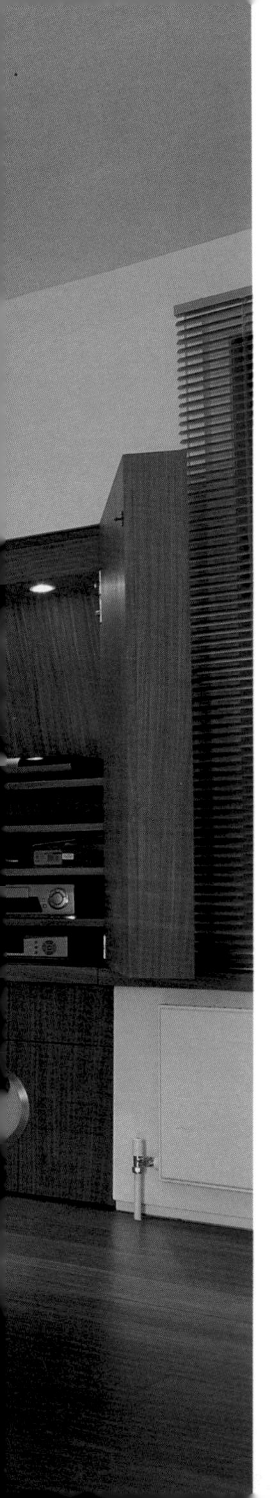

解決方法

solutions

會在夜裡醒著，煩心家中污染情形者寥寥無幾，而且關於室內過敏原方面的敘述，並未帶給大眾一波波的恐慌，雖然過敏原與室內污染二者對健康構成威脅，但它們是能見度低的隱形勢力，而且做為關切話題的它們易受忽視，但證據一旦攤開在您面前，幾乎就不可能再被忽略了。突然之間，您意識到家中擠滿有害的生命體：府上的廚房是一碗用危險氣體熬煮的湯、水槽下隱藏的化學物質是未經檢驗的毒物，您耳後擦的香水是個強力過敏原、甚至做成書架的木材都可能正在毒害您。簡而言之，無論您藉助空氣清新劑嗅到的空氣有多香甜，您總算徹悟到並沒有任何阿爾卑斯山的清新空氣環繞室內。

健康住家疲乏症

一旦所有風險助長因素都被考量後，有些人之所以罹患「健康住家疲乏症」就毫不令人訝異了，它的原理大致是這樣：「在我家裡有太多不對勁的地方，以致我不知道該從何處著手改正，而且任何情形下，我可能都無法弄懂這個計劃，所以我想還是把頭埋在沙堆裡好了。」

在某些方面，您不能犯以下這個論調所犯的錯誤：您住家的總體檢是昂貴且複雜的。在投降之前，您應該考慮這點：大部份的人可以藉由做一些並不會使他們破產的正確改變，使得他們的房舍健康證明書上所載狀況大獲改善。一旦做出了這些改善，就不要耿耿於懷已成過去式的決定，而要在您執行、更新、（偶爾）翻修住家的方式上，做出明智的現在式決策，這是本書協助的目標。

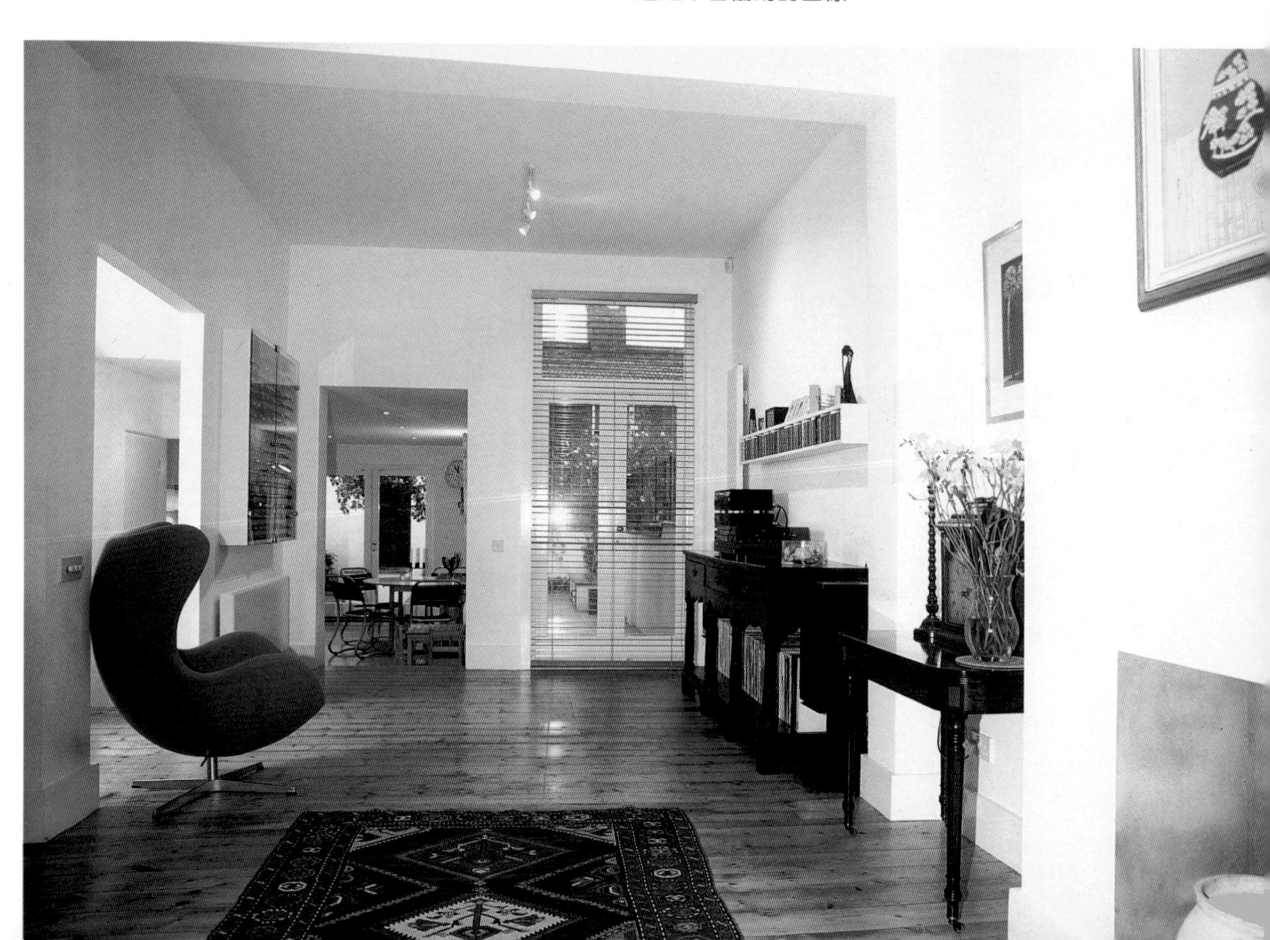

不要讓自己被家中須做改變的範圍之大給嚇到，記住，做改善是沒有指定順序的，每位讀書都應專注在影響自身健康的特定爭端上，然後再著手未來的關心事項。

雖然沒必要恐慌，但還是有三項要旨提供給您，有助進一步採取攻勢，並大戰所有常見過敏原及室內污染物：

一、過敏患者經過一段時日後可能發展出其他過敏症，而減少曝露於已知過敏原中，應該會有長期功效。在對抗家蟎上，以下這點尤其正確：研究人員深信患者的蟎蟲過敏原曝露量與對蟎蟲變得敏感的風險二者間有關連性，對蟎蟲變得敏感可能導致日後罹患氣喘。

二、環境污染物與刺激物使許多既有的過敏病況更糟，因為它們會加劇身體組織內任何既有的發炎狀況。

三、早期曝露於過敏原與其他環境過敏原中的嬰兒，較可能在日後的人生之旅中發展出過敏症。

在得知了許多能減少過敏原負荷量的方法，也能減少它類過敏原負荷量這個好消息後，便要打起精神。不過，要府上解除污染的那一刻來到，是需要付出耐心等待，過敏原使得府上容易讓人過敏，在最後一次曝露後，這情形可能會持續數週，所以控制方法的成效有待時間證明。

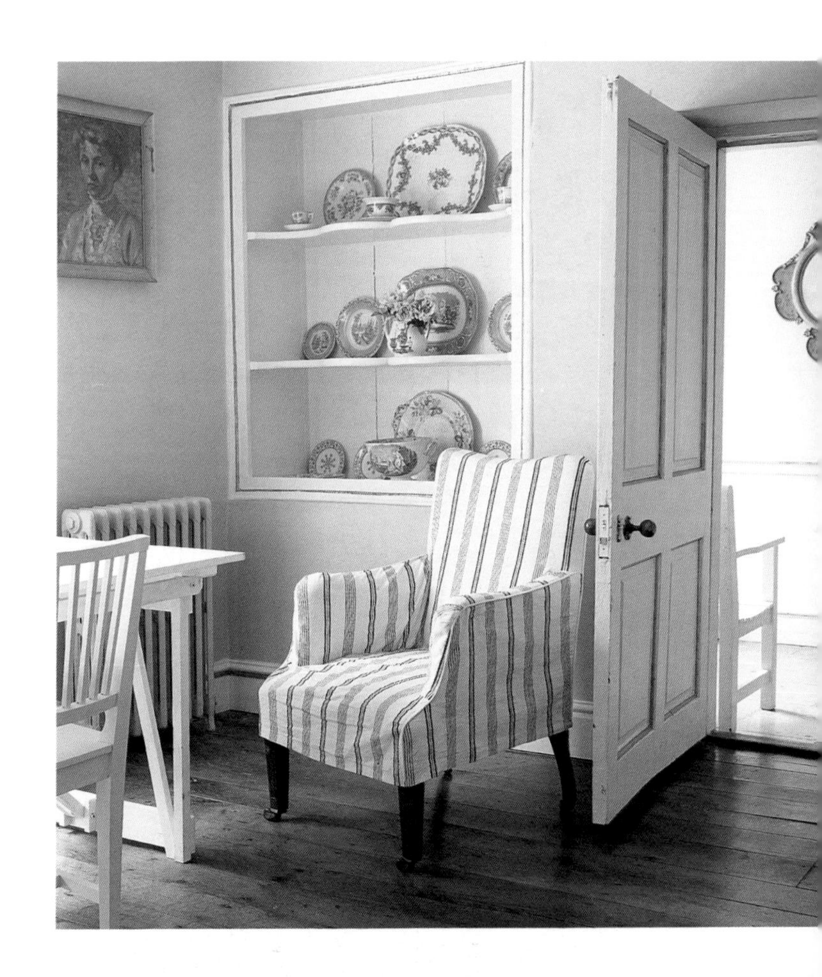

左與右：一旦您決定使家成為一個比較有益健康的地方，就不要因為任務範圍之大而拖拖拉拉，有些簡單的步驟可以做出所有改變，這些可做的改變不須以地球為犧牲品。木質地板與可洗式沙發套很不錯，而且和人工合成品相較之下，往往是比較不昂貴的替代品。

避免常見室內過敏原

之所以要減少過敏原與污染物，有一個最強制也最明顯的理由，就是：這些刺激物須為苦惱您及家中成員的過敏症與健康不良直接負責。因此您的長期目標應是立刻阻止所有常見過敏原的危害，並避免新的室內空氣污染源。

塵蟎

有些訪客就是無法被說服離開一戶人家，無論您使他們感到他們有多不受歡迎，而塵蟎是賓客中最不屈不撓的。在任何既有的蟎蟲殖民地中，有太多快速繁殖的個體，正在進行全面污染，即使您就要成功將床墊上最後一批蟎蟲消滅了，一批新殖民還是立刻落戶，所以由您自己判斷，若府上的狀況是溫暖潮溼的，蟎蟲仍會是府上的一份子，但您不應對蟎蟲本身太耿耿於懷，因為重要的是您在牠們過敏原中的曝露情形，減少了今天的蟎蟲數量，可減少您今晚於新鮮蟎蟲過敏原中的曝露程度，但您的對抗作戰應該兵分二路：打擊新鮮過敏原、防範既有過敏原。

針對臥室擬定的策略

四個簡單的步驟能減少臥室中過敏原原始數量百分之十。它們是：好好將臥室通風、使溼度保持最低、時常以強力吸塵器清潔地毯、使用過敏原阻隔套。

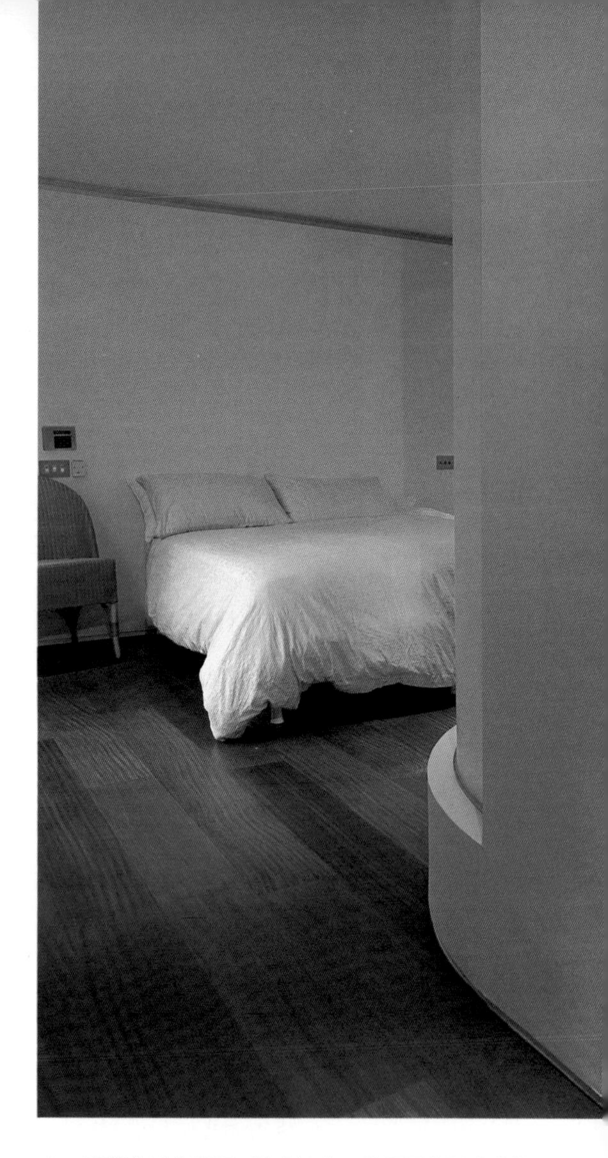

上：應藉由減少層架、除去地毯、使用可高溫清洗的床單，讓塵蟎在府上的臥室內感到不受歡迎。

右上：以可擦拭的百葉窗取代窗簾，可使蟎蟲的落戶更為之不易。

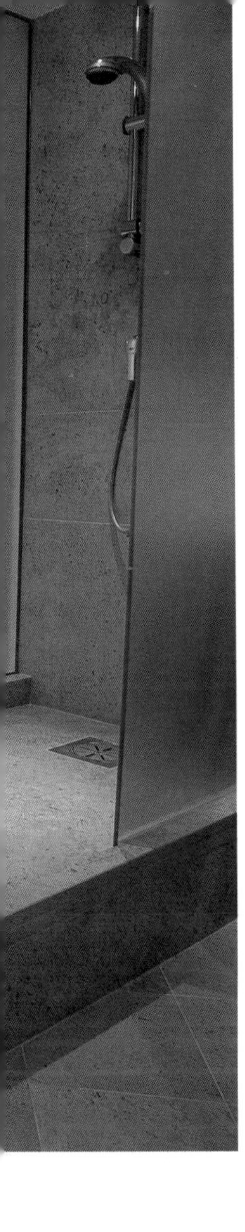

打擊新鮮過敏原

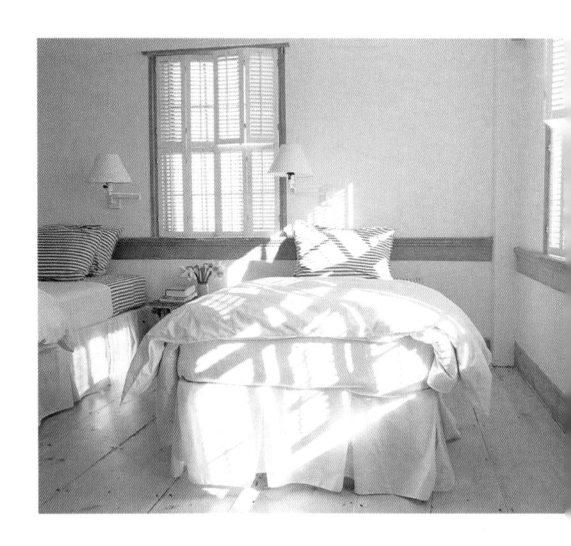

- 塵蟎過敏原可溶解於任何溫度的水裡，蟎蟲本身只會於熱水中毀滅，所以寢飾應每週於55–60℃（130 –140℉）的溫度下清洗，大部份的棉質寢飾能耐受這個溫度範圍。一項變通的做法是，使用通稱為噴霧殺蟲劑的化學品（見第七十六頁）。
- 不能每週於高溫中清洗的枕頭、棉花／羽毛棉被、羽毛／絨毛棉被（有羊毛、羽毛填充物的那些類型），應該由人工合成的或泡綿的寢飾取代。這些既不易滋生蟎蟲，又能耐受較高溫度的清洗過程。
- 採用重量輕、可洗的棉質窗簾，並時常清洗。
- 儘可能移除地毯。地毯是塵蟎的重要棲息地，而且愈老舊的地毯，過敏原濃度愈大。
- 凡不適合移除地毯的地方，應時常以吸塵器清潔，因為這有助於清除蟎屍及其排泄物，它們重量輕到足以在被翻攪時由空氣傳播開來。

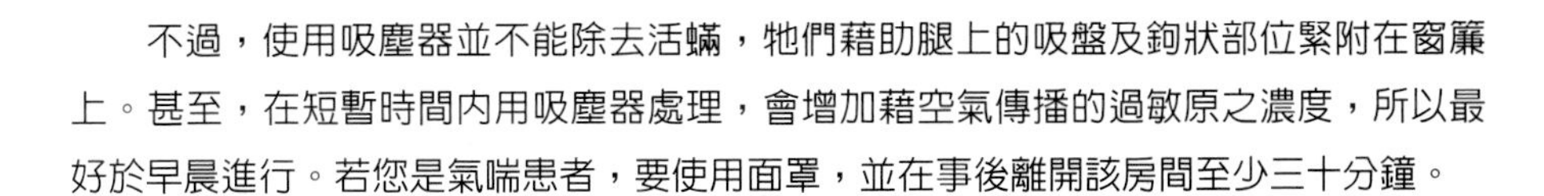

不過，使用吸塵器並不能除去活蟎，牠們藉助腿上的吸盤及鉤狀部位緊附在窗簾上。甚至，在短暫時間內用吸塵器處理，會增加藉空氣傳播的過敏原之濃度，所以最好於早晨進行。若您是氣喘患者，要使用面罩，並在事後離開該房間至少三十分鐘。

- 將衣物存放在衣櫥抽屜內。
- 天氣晴朗時，要將寢飾拿到屋外曝曬。塵蟎會在曝曬於紫外線光內二小時後死亡。
- 時常以濕布擦拭所有物體的表面。
- 寢飾上最後一個術語：選購新寢飾時要小心「低度引起過敏的」(hypoallergenic)這個術語。這個字代表纖維本身不會引起過敏，然而所有纖維（尤其是天然的）都能窩藏塵蟎。

防範既有過敏原

- 使您自己與床上既有過敏原間保持距離的最好方法，是將床墊以一個過敏原阻隔套包住，它可困住既有過敏原，並切斷蟎蟲的食物來源，在大百貨公司及郵購店有售。您也可以用十分便宜的價錢買到過敏原阻隔套，但這種品質不好的阻隔套通常是塑膠製的，而且睡起來不舒服，較貴的是聚酯棉質料，摸起來近似一般床單（不過聚酯是人造纖維，仍有害處）。最好的阻隔套會針對所有粒子形成一個完整的阻隔，能使水蒸汽蒸發掉。要檢查產品是否合乎「英國標準七二〇九」（British Standard 7209）規定的百分之四十滲透指數，最好大於百分之七十五（EPFTE材質的阻隔套效果極佳），床墊應完全包在阻隔套內，並拉上拉鏈，如此一來，功能上就不會只是像個大小合適的床單般。
- 過敏原會繼續累積於過敏原阻隔套的上面或內部，所以當您換洗寢飾時，必須以溼布擦拭阻隔套，並等待它們完全風乾。
- 若您不願以人工合成布料取代精緻的羊毛及羽毛枕頭，還有棉花／羽毛棉被、羽毛／絨毛棉被、被單，也要以過敏原阻隔套包住這些寢飾。

兒童與塵蟎

小心過敏原阻隔套，若兒童將頭鑽進套內，有窒息之虞。使用時應拉上套子的拉鏈，不用時要置於兒童拿不到的地方，過敏原阻隔套不應用於未滿六個月大的嬰兒，但對其年齡以上者則是安全的。處理過敏原的相關重要單位不建議在兒童房間內使用噴霧劑（見第七十六頁），不要允許兒童在床上嬉戲——這會揚起過敏原。

購買玩具時，應選購可以熱水清洗的軟質玩具，若玩具不符合此一條件，要每個月以冷水洗滌一次，以去除過敏原，然後放在塑膠袋內，冰到冷凍庫六至十二個小時，以殺死蟎蟲。每個月至少重複進行一次，意外的是，即使標明了「只可清洗表面」的玩具，似乎也經得起洗衣機冷洗行程的攪動。

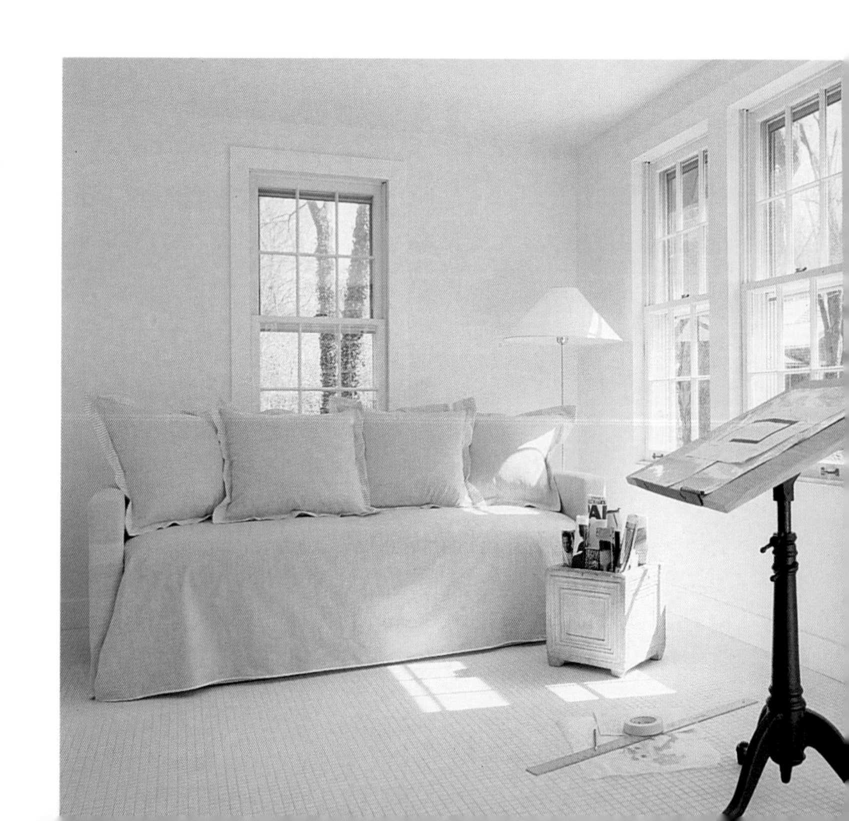

◆ 若您願意展開全新的抗塵蟎之戰，可請專門處理家用物品的人員為您服務，他們會將床墊、枕頭、羽絨棉被／絨毛玩具全裝在一個大型封套（envelope）裡面，加熱到100℃（212℉）至少一小時，這能殺死所有蟎蟲，並改變過敏原性質。

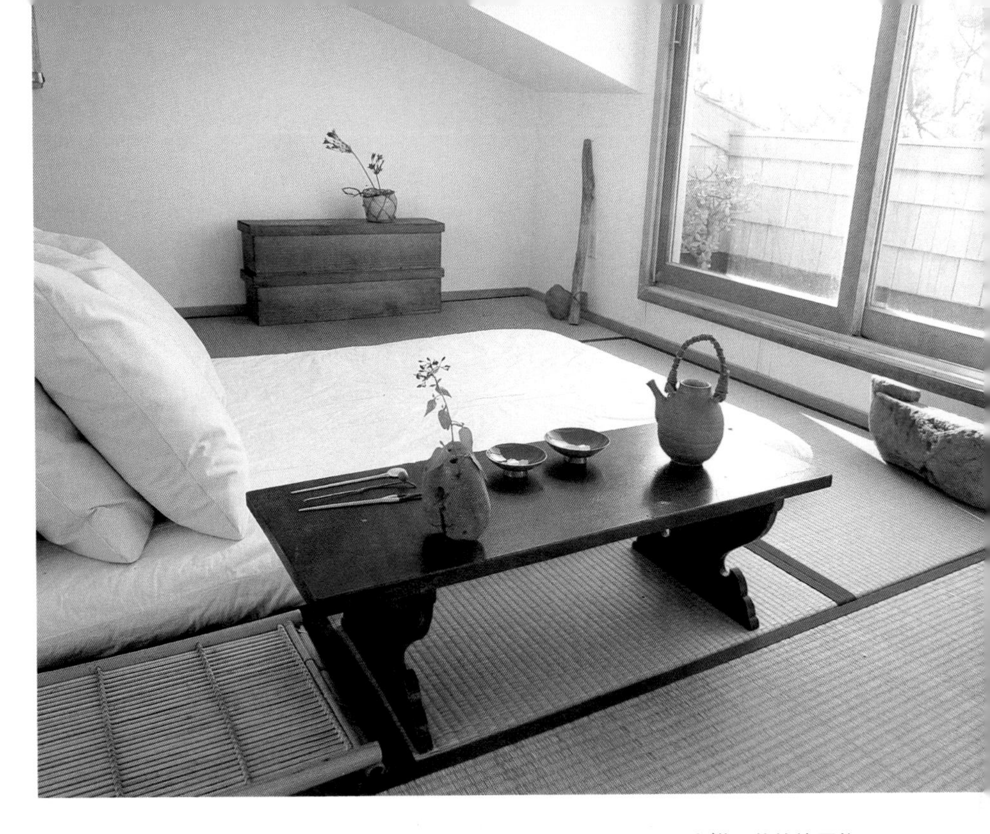

針對起居區的策略

一旦您著手處理了臥室內塵蟎的問題，這場抗戰應擴及家中其他區域，就從過敏個體最常待的起居區開始。

上：只用保守緩進的方法，您便發現灰塵與塵蟎，將使能居住的表面愈來愈少。

左：寬鬆的沙發套在現代客廳中，看來風格獨具，只要它們可以高溫清洗，它們也能定期擺脫身上的塵蟎殖民。

短期措施

◆ 減少每間房間內軟質家飾的數量。也要丟掉小玩意或收進陳列櫃內：所有物品都會積聚灰塵。

◆ 定期以吸塵器清潔襯墊式家具。

◆ 以溼布拭去灰塵。

◆ 在熱度高的住家裡，要降溫。蟎蟲在25℃（77℉）之下無法好好繁衍。

◆ 維持低室內溼度：燒開水或放熱水時，要將廚房與浴室的門關緊，而且不要在通風不良的地方以水壺或平底鍋煮食。不要在室內進行乾洗程序。溼度可以溼度計測得，五金店有售。蟎蟲於相對溼度在百分之四十至五十之間時，會逐漸凋亡。

◆ 打開窗户增加通風，並且不要阻塞開放式煙囪。在「拮据的」能源有效利用式現代住宅中，有必要引進某種形式的機械式通風方式。

◆ 在大太陽下曝曬家飾。

◆ 最後一招：可用化學處理方式清潔地毯與軟質家飾，以殺死塵蟎或中和過敏原（見第七十六頁的噴霧式殺蟲劑）。

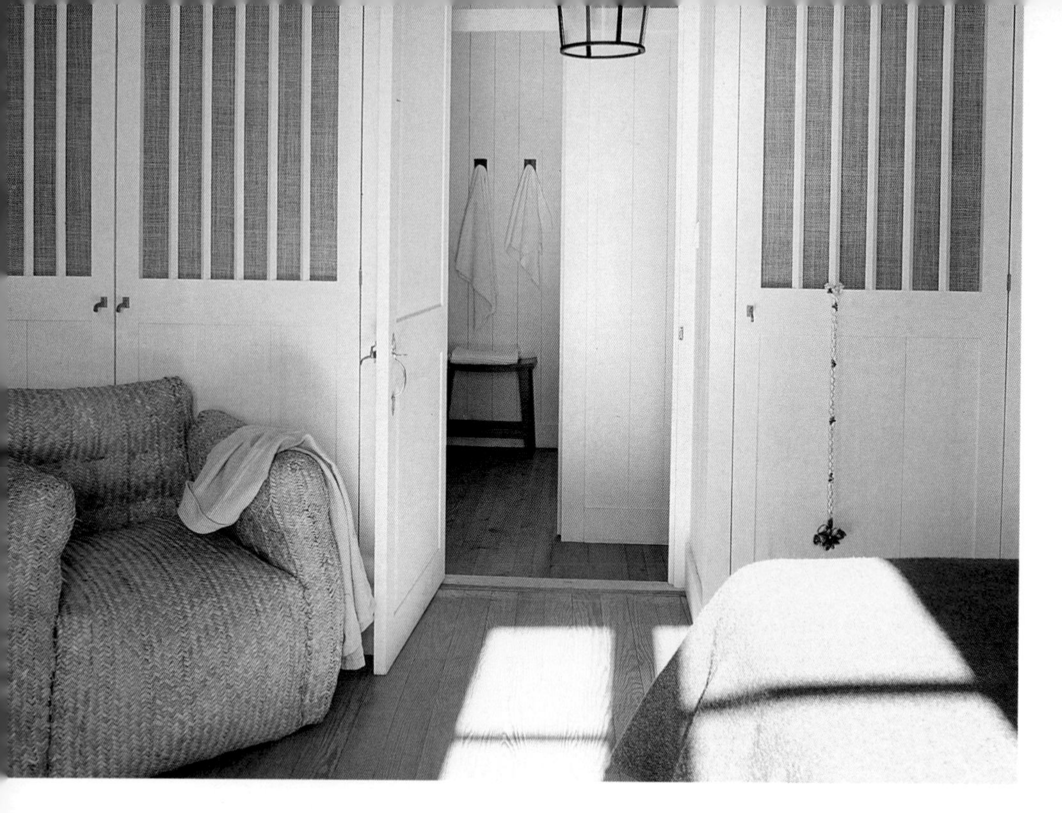

上：有許多替代襯墊式家具的材質值得一試。從藤、柳、竹、到海草，這些清潔容易又天然的材質可被編織得現代或傳統，以迎合各種品味。

右上：海草、黃麻、椰殼纖維製氈墊易以吸塵器清潔，而且比起羊毛，較能提供一個令塵蟎不愜意的環境。

中程措施

- ◆ 以硬式地板鋪設材料取代地毯。
- ◆ 丟掉襯墊式沙發、襯墊式椅子，並以有可拆式覆套，且該覆套可以用熱水洗滌的家具取代，或是以過敏原阻隔套覆蓋非襯墊式家具取代。盡量選擇皮製家具，因為可用抹布擦拭掉塵蟎。
- ◆ 以重量輕、可洗式棉質窗簾或百葉窗取代厚重的窗簾、帷幔。
- ◆ 若家中的相對溼度高於百分之五十，要考慮安裝空調設備。
- ◆ 要確使中央暖氣系統與空調設備二者的空氣過濾器保持乾淨。
- ◆ 在潮溼的地下室內，要使用除溼機。

噴霧式殺蟲劑

有些醫師對噴霧式殺蟲劑持保留看法，不建議在寢飾上施用它們，尤其因為該處是兒童或懷孕婦女可能睡眠之處。

人工合成擬除蟲菊酯（百亞列寧【bioallenthin】、酚丁滅寧【phenothrim】、右旋苯醚菊酯【d-phenothrin】、防腐／滅藻／殺菌劑【isothiozo-linone】）的製造商聲稱，這些殺蟲劑在曝露於光線下的數小時內會分解，其實光線不會深入地毯內，而且潛存的毒量會累積。

丹寧酸（tannic acid）是若干市售噴劑與粉劑中的有效成份，該物會改變「塵蟎過敏原」、「貓毛皮垢屑過敏原」，使它們比較不會誘發反應，不過這些產品殺不死蟎蟲，因此必須每天使用，以減少過敏原不斷增生所產生的作用。

最後要提醒的是：人們往往會發現，以殺塵蟎化學品處理整個屋子，在技術上與金錢花費上皆是難題。

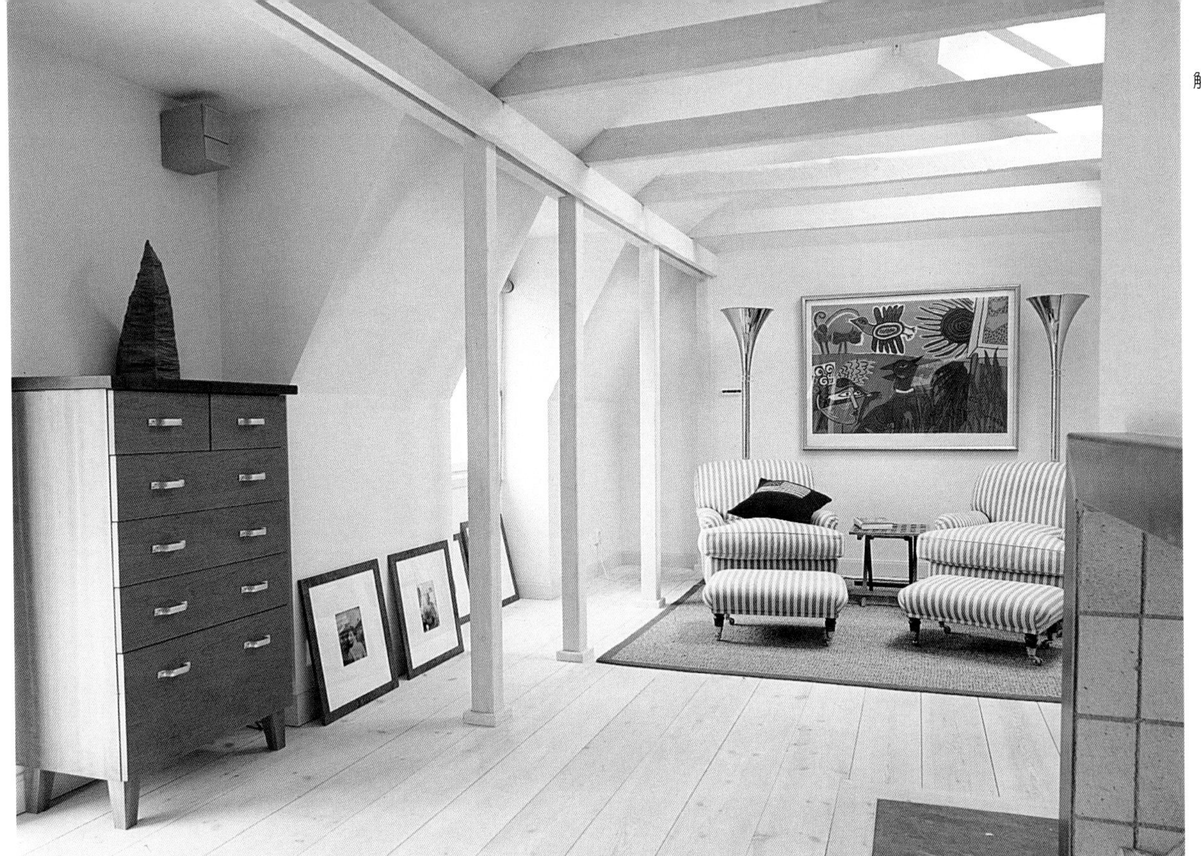

寵物

家中小動物的問題點是人們往往太過寵愛牠們，而且即使發現自己有寵物過敏症，大部份的飼主還是捨不得攆走牠們，要是有這種情形，重點應擺在減少整個屋內的寵物過敏原上，並從睡覺的地方消滅寵物過敏原。可以使用以下方式，來減少過敏原：

◆ **絕不**允許寵物進入臥室。

◆ 即使您的寵物從不進入臥室，也要按照塵蟎控制預防措施所描述的辦法處理寢飾，靠空氣散播的過敏原是會旅行的！

◆ 不要允許動物安樂地待在家人起居的地方。

◆ 時常打開窗户，以利通風，並減少整個屋內靠空氣散播的動物毛皮垢屑。

◆ 請一位不會過敏的人，每週在外為狗兒梳洗數次。

◆ 每週都要清洗寵物的寢具。

◆ 理想上，每週要以洗髮精清洗貓、狗二次，並以會改變過敏原性質的產品治療（讓寵物從小開始適應洗洗髮精）。若不可行，則買一個能施用於牆上或家具上（而不是寵物毛皮上）的產品，來改變過敏原的性質。

◆ 若不可能把寵物送走，至少不要再買隻新寵物。

◆ 若您對貓過敏，而且正遷進一户您懷疑曾有貓住過的房子，要大肆清洗牆壁，以除去過敏原。即使一隻貓已離去多年，貓過敏原還是會依附在牆上，而且容易在有人擦過時揚起。一項研究發現，定期清洗寵物與家具，則貓過敏原能減少九成，不過，要達到這個量，得費時數月。

黴菌、蕈類、孢菌

黴菌與蕈類會牢牢生長在任何表面上，但若要生根並釋出孢子，它們必須既要找到一個潮溼的環境，也要找到一個有機物質來源。有地下室的公寓大樓本質上是潮溼的，對孢子過敏症的患者而言，會成為最易製造問題的住家。有幾項有效的技巧，可使它們在室內的生長機會減到最少。

◆ 維持一個通風良好、溼度低的住家，每日二次打開窗户半個小時：這是減少室內溼度及黴菌生長機會的有效方法。
◆ 在特別潮溼的房間內，要投資一台除溼機。
◆ 放熱水或烹飪時，要打開窗户，並關上廚房與浴室的門。
◆ 不要將衣櫃內的衣物打包得太緊。
◆ 將冰箱內外、窗户上、牆上的黴菌清理掉，徹底洗清並拭乾。
◆ 去除遭污染物體上的蕈類。
◆ 定期清理容易滋生黴菌的表面，尤其是冰箱與浴室內。
◆ 減少室內植物數量，因為蕈類生長於泥土中，若您非種不可，要定期換土（關於種植室內植物的好處，請見九十七頁）。
◆ 定期清空垃圾桶，腐敗的垃圾會替黴菌提供完美的生長環境。
◆ 時常清洗浴室內的防滑墊，因為它們是常見的蕈類污染源。

要藉由定期修補或更換膠封處的密封膠，來保持浴缸邊緣不生黴菌，可以在浴室擺上幾盆會吸收溼氣的植物，以控制溼度。波士頓蕨（Boston fern）與慶伯利女皇（Kimberley Queen）特別有效。

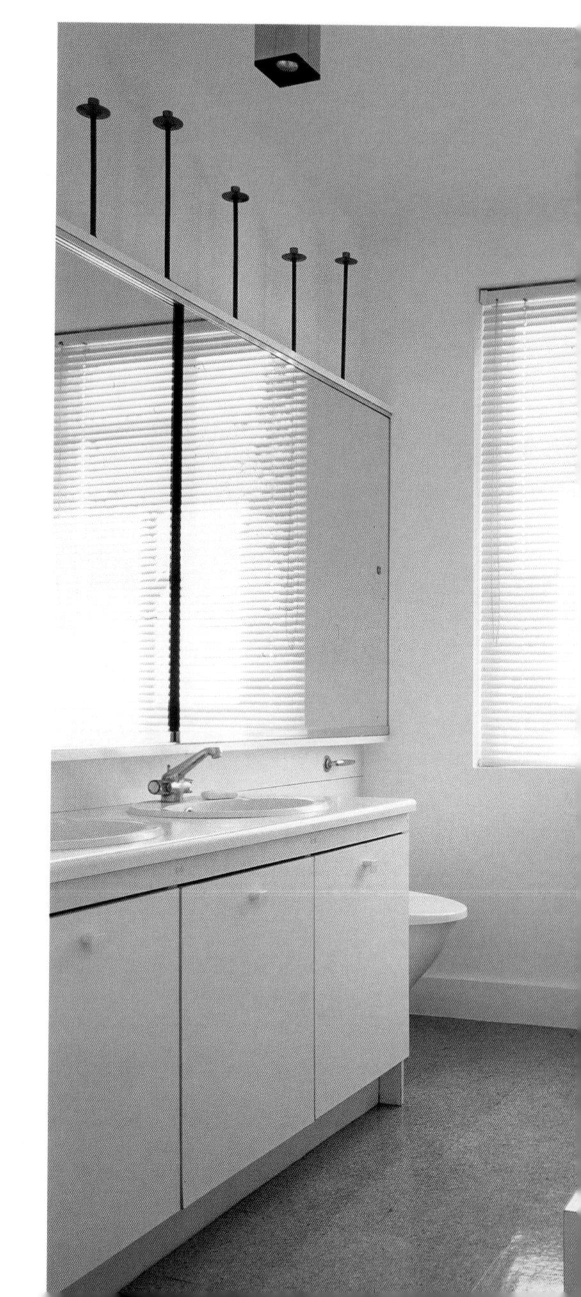

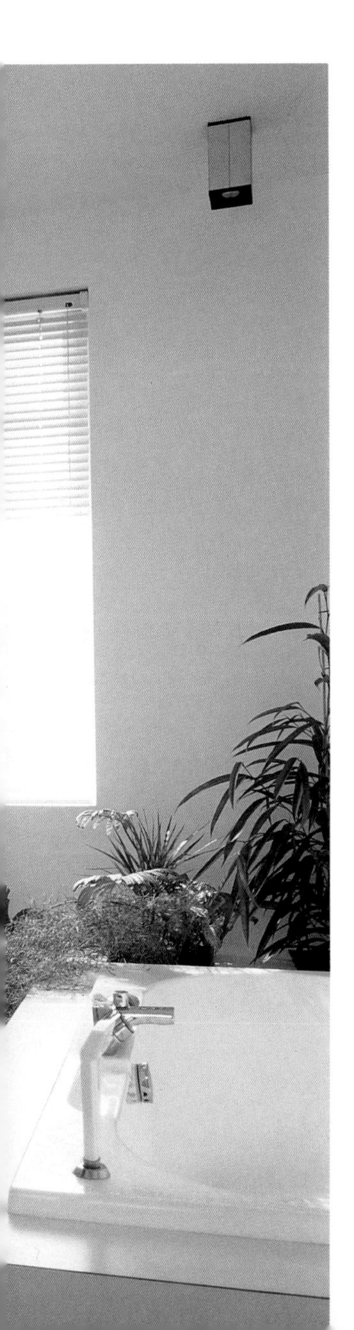

蟑螂

蟑螂在地球上藉著當懦夫而興旺地繁衍，牠們的歷史尚未滿四億年。蟑螂快速繁殖，並躲過許多家用殺蟲劑，而且在看似成功的驅蟲運動後，牠們很快又藉由沿著一戶戶相連的排水管、通風管倉惶逃命，而得以再次橫行，據說牠們能活過核子落塵的災難，所以我們應努力使我們住家內橫行的蟑螂減到可接受的數量。「美國反濫用殺蟲劑全國聯盟」（The US National Coalition Against the Misuse of Pesticides）建議各建築物的住戶訂下一個「行動門檻」——也就是蟑螂數開始被認為不能被接受的一個數量。這裡有一些步驟，有助您將橫行的蟑螂數量保持在這個基本數量下：

- ◆ 將食物儲存於能密封的容器內。
- ◆ 立即清除所有食物殘渣或濺出的液體。
- ◆ 在晚上，要確實擦乾淨流理臺與桌面、洗乾淨水槽、拖乾淨地板。蟑螂在入夜後最是活躍。
- ◆ 不要讓垃圾桶的蓋子一直開著。
- ◆ 保持櫥櫃的清潔、無塵。
- ◆ 餐具使用後要清洗。
- ◆ 修理漏水的水管及其他溼氣問題。
- ◆ 在熱帶氣候下，要考慮採用空調設備或除溼機減低溼度。
- ◆ 不要在家中儲存紙袋或紙板盒，因為它們是蟑螂完美的住所及餐點。
- ◆ 要使住家保持在良好的裝潢風格下，不要過於雜亂：蟑螂以碳水化合物為首選食物，但牠們也吃剝落的油漆、壁紙膠、書籍。

若府上的蟑螂蔓延情形嚴重，以致驅蟲是唯一的救濟辦法，則要牢記市面上專門殺蟑的產品對人與害蟲皆有毒性。以下是其他一些您可能願意先試試看的害蟲控制辦法：

- 將黃瓜皮置於流理臺臺面上整夜，以驅除蟑螂。
- 將果醬罐裝上綜合了啤酒、一些香蕉片（或一些其他的甜水果）、幾滴茴香精油的半滿混合物，在罐身外圍裹上膠帶，給蟑螂一個立足點。最後，塗一圈凡士林於內緣，以防受困的蟑螂爬出。
- 藉由浸泡一塊碎布於啤酒內，來給蟑螂一場酩酊大醉的送別會，然後將它放入一個淺盤內，並置於蟑螂出沒之地一整夜。隔天早晨將酒醉的蟑螂下葬。
- 在地板、縫隙、龜裂處四週撒上硅藻土（純矽石）。
- 混合硼砂、黑糖、麵粉，然後把它們撒在家電後面與角落裡。蟑螂會將它搬回巢穴內，在那兒毒死其餘殖民（處理脫水硼砂【NB borax】時應小心——見第101頁）。

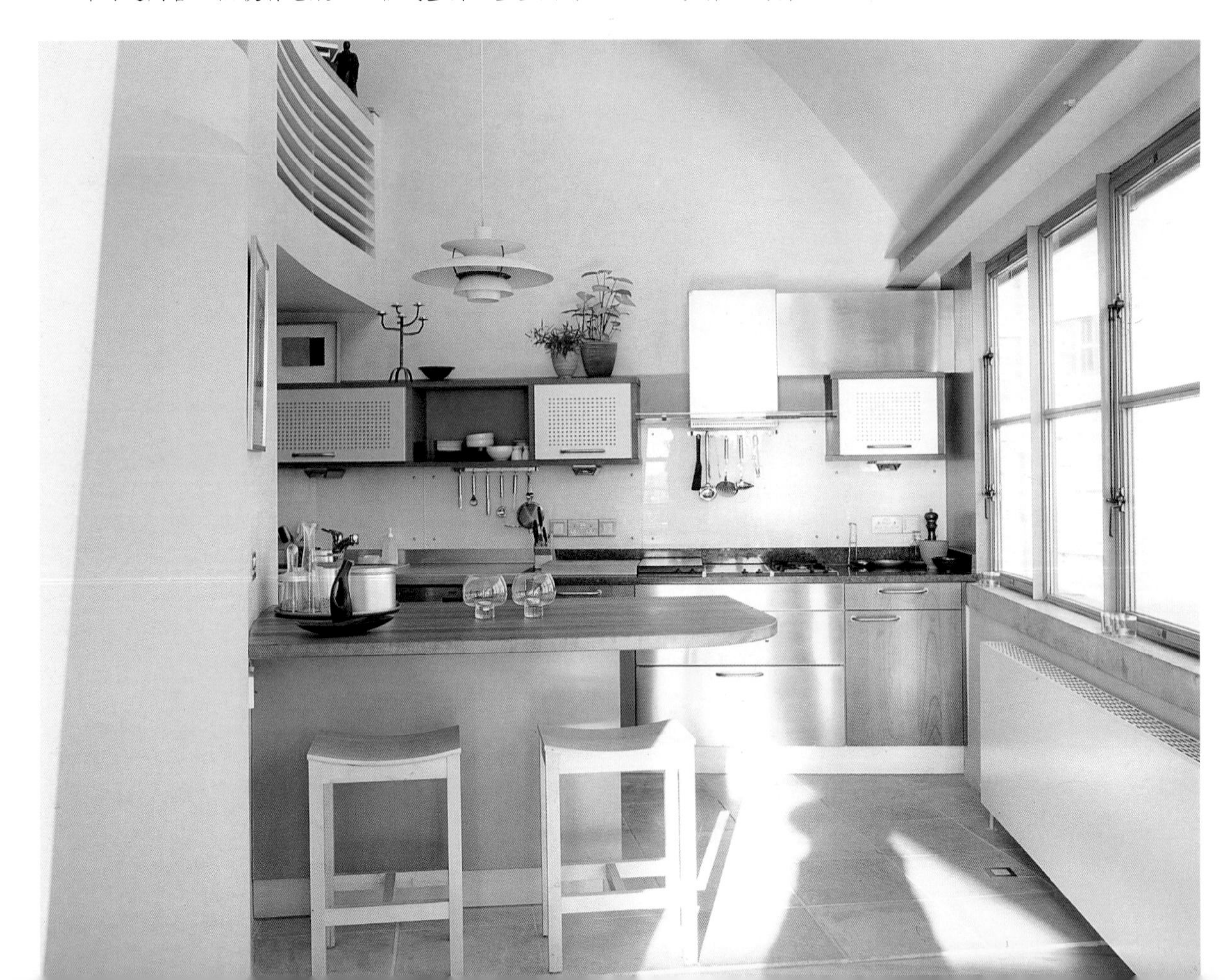

若您最後覺得不得不訴諸於化學殺蟲劑，也要使用您能找到的最不具毒性的製品。這裡有一些要點：

◆ 優先採用毒餌或捕蟑陷阱類產品，而非噴霧式殺蟲劑。
◆ 選買有百分之九十九硼酸含量的製品。硼酸是一種天然產出的礦石，是非常有效的殺蟑胃毒。（切記：既是毒藥，就應小心處理。只應在接觸不到人與動物的地方使用，例如在龜裂處、縫隙內、流理臺後面。）
◆ 若您訴諸於噴霧劑，則要限用於蟑螂橫行之處；不要噴在您準備儲存食物的地方、或兒童遊戲／睡覺之處；不要在氣喘患者睡覺時噴用；噴用時應打開窗户；噴後應徹底風乾房屋。

左：蟑螂喜愛油膩膩的流理臺與沒拖過的地板，所以即使您在廚房中，是個愛乾淨的人，可能也需要檢討您的清潔措施。

右：花粉過敏原患者(pollen-allergen sufferer)往往要學習過家中不能插花的日子，其實，還是可以不過度痛苦地賞花，只要在買花時，要求花商剪去每朵花中心的雄蕊即可。

花粉

花粉過敏症是常見的病症，且往往能使身體狀況變差，但它大致只在花粉季的白晝，當窗戶開著時形成問題。若室外花粉數量高時：

◆ 要待在室內，或至少避免外出。在暖和、乾燥的日子，要避免於花粉數量通常會達到高峰的近中午、傍晚時候外出。
◆ 在室內時，要關上窗户，或者只在天黑後打開窗户，此時花粉數量最低。
◆ 開車時要搖上窗户。
◆ 避免用除草機除草。
◆ 戴面罩型太陽眼鏡。
◆ 從室外回來，要更衣並洗髮，以去除沾黏在上面的花粉。
◆ 到海邊渡假，那裡的花粉數量通常較低。

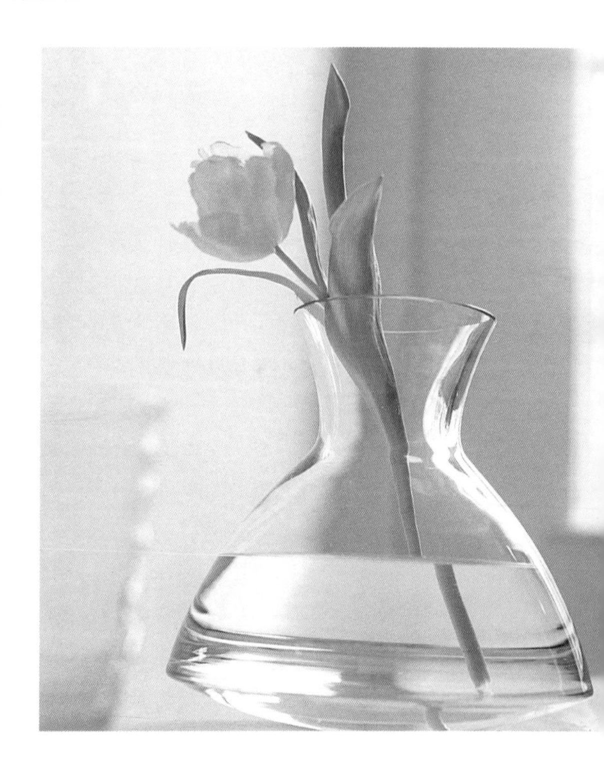

乳膠過敏症

對天然橡膠起反應的情形並不常見，不過此一具激發性的原料用於數千種日常用品上，從醫藥用手套到保險套、橡膠鞋、橡皮筋、橡皮擦、手套與襪子中的鬆緊帶、運動器材、汽車內部、家具。非乳膠製的手套，現在已有發售，而彈性纖維（萊卡）是常用來替代乳膠的服裝材質。

過敏患者也被建議避免接觸垂葉榕（weeping fig）（學名：Ficus Benjamina），因為已知此一常見室內植物會加劇症狀。

至於保險套方面，通常人們不是對它的植物乳膠材質中的橡膠蛋白質過敏，而是對製造過程中使用的防腐劑與促進劑過敏，所以首先只須換個牌子，有些人藉由使用天然膜保險套，克服了植物乳膠過敏症，做法是如果過敏的是男性的話，就在乳膠保險套之下使用一個天然膜保險套；如果過敏的是女性，就在乳膠保險套之上使用一個天然膜保險套。注意：天然膜保險套的單獨使用，並不能針對性病提供適當的防護，聚胺酯保險套是過敏患者的另一項選擇。

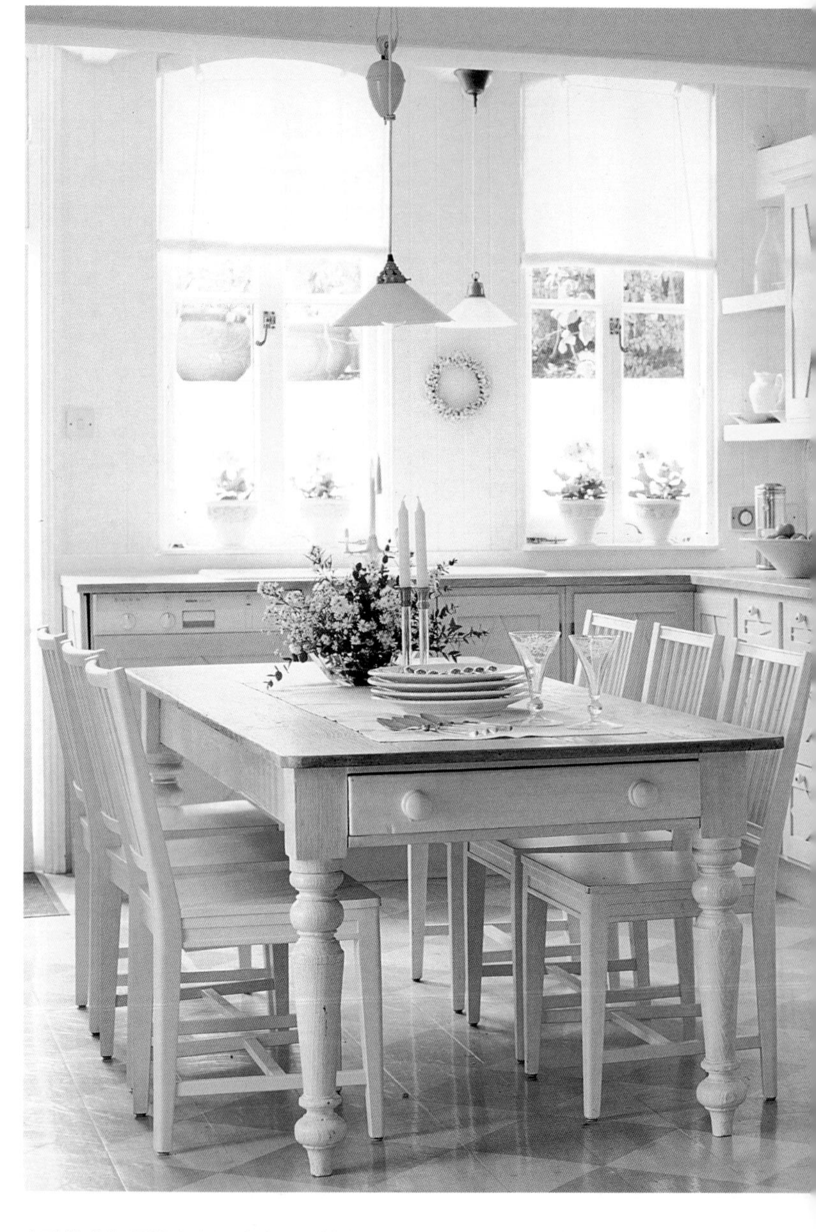

廚房能成為過敏患者的險境，但其實不需複雜的功夫，便能使這個烹飪與飲食的地方變得比較安全。更要常開著窗子，而且要開上較久的時間，並選擇天然的材質，因漆上友善環境的油漆而亮眼的實木地板，就是會令人難以抗拒。

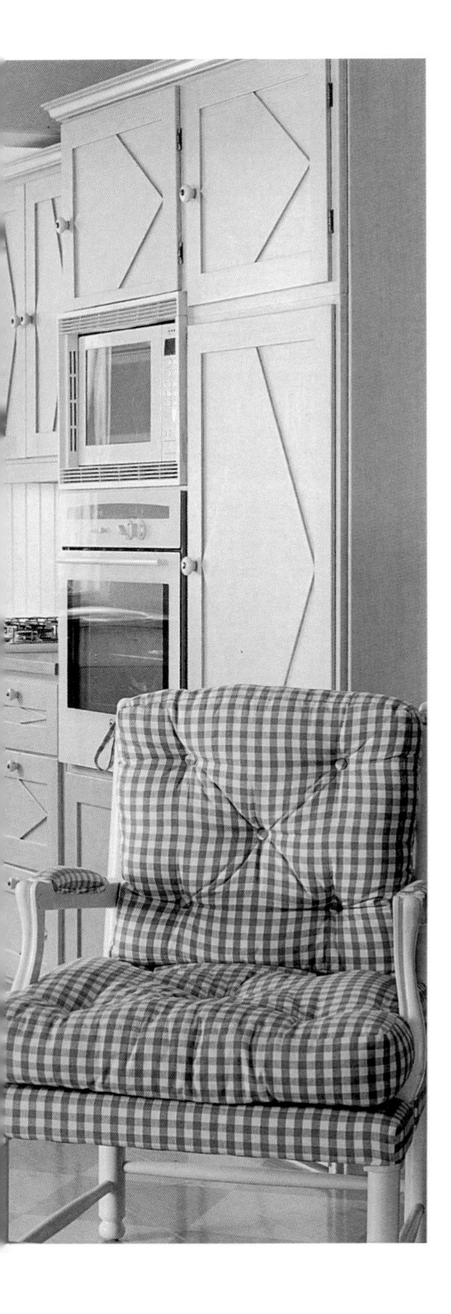

昆蟲螫傷過敏症

當然，戶外是您最容易遇到有尾針的昆蟲之虞處。不過，牠們偶爾也會飛進屋內，所以建議過敏患者夏季應避免赤足，要穿包住腳趾的拖鞋，並避免站在屋簷下或垃圾箱附近，這些地方是昆蟲聚集之處。永遠要把急救藥包置於身邊，一旦遭螫傷，有以下的立即處理方法：

◆ 儘可能除去螫針，或以指甲刮螫傷處；不要擠它，因為這可能會迫使毒液流進體內。

◆ 若有任何起敏之危，要立即尋求急救治療。

首飾（鎳）過敏症

若您對鎳過敏，要將府上廚房、衣櫃、珠寶盒內含有金屬的物品去除，或在金屬與您的皮膚之間做出阻隔。以下有一些要訣：

◆ 使用鋁或不鏽鋼材質的廚房用具、長柄有蓋深鍋、剪刀，並選用有木柄或塑膠柄的工具。

◆ 儘量購買非金屬拉鏈與其他非金屬扣件的衣服。

◆ 配戴含金量較高的首飾，或改戴白金或不鏽鋼的首飾。時常是耳環上的螺釘，而非它前面的裝飾物誘發了過敏反應，而手術用不鏽鋼製首飾內壁是安全的替代物，大部份的珠寶店皆有售。

◆ 手錶、鑰匙一類的物品通常含鎳，如果無法避免，至少也可在首飾內塗數層的透明指甲油、天然漆、或在某些珠寶店可買到的一種塑膠塗料。

◆ 若您嚴重過敏，要避免食用富含鎳的食物，不過，要是病狀未見改善，則要恢復正常飲食。大部份的過敏患者，不受含鎳量高的食物影響。

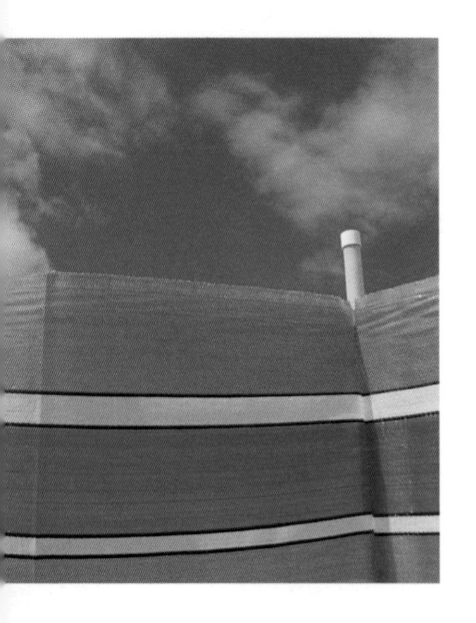

改善室內空氣品質

沒有過多污染物質的空氣，是您為了長期幸福可做的最佳投資之一。因為許多家中常見污染物與過敏症二者之間，已被發現有直接關連——尤其是氣喘與溼疹——若您或家中任何成員罹患這些病況之一，則著手進行這項課題無疑是重要的。

若您懷疑某物嚴重影響府上的空氣品質，您應讓它接受專業分析，連絡您當地的環境健康部門，他們會用他們自己的測試器材檢測，或給您一張分析化驗室的名單。

減少燃燒污染(combustion pollution)

廚房與設備工作間是室內污染的來源，需要多注意，因為它們會把污染物傳到屋內其他地方，這裡有幾個步驟供您採用，以便將過度曝露之虞降到最低。

燒瓦斯型的設備

- ◆ 安裝不正確的設備，會釋出危險的污染物，並有造成火災之虞。要確認安裝者已針對一切有排出口的設備，檢查它們後面的通風裝置。
- ◆ 確定所有設備得以定期受到檢修。
- ◆ 安裝一個高品質的抽油煙機於爐子上方，以便在烹飪時產生的氣體污染府上其餘區域前，先被抽走。（碳濾抽油煙機的煙囪帽蓋，會將大部份的燃燒污染物又抽回屋內。）要安裝一個輸送管、煙囪或筒管，以便在室外將燃燒污染物送走。若無通風口，則要在烹飪時打開一扇窗户，因為毒氣會在設備的週遭累積，然後擴散到屋內其他地方。
- ◆ 通風及過濾系統要保持清潔。若忽略這點，這些系統可能會藉由窩藏危險的細菌、蕈類毒素、揮發性有機化合物，來增加室內污染物的濃度。
- ◆ 要選擇有電點火頭（electric igniter）的瓦斯爐。
- ◆ 定期檢查爐子的燃燒器（burner）有無堵塞情形。
- ◆ 若您打算購買一只新煮器（burner），要選擇「密封式燃燒的煮器」。
- ◆ 每年請一位受訓合格的工程師（或英國「CORGI」註冊的水電人員），檢修您的中央暖氣系統一次。
- ◆ 安裝一氧化碳偵測器（五金店與DIY店均有售）。
- ◆ 考慮以電氣設備取代府上以瓦斯與石油為燃料的一部份設備或全部設備，這樣做可減少家中的燃燒副產品（combustion by-products）。

柴爐與開放式火盆

- ◆ 採用密閉式柴爐取代開放式爐子與開放式火盆。
- ◆ 操作時要保持良好的通風狀態：儘量打開窗户、排煙管、抽風扇、排風口。

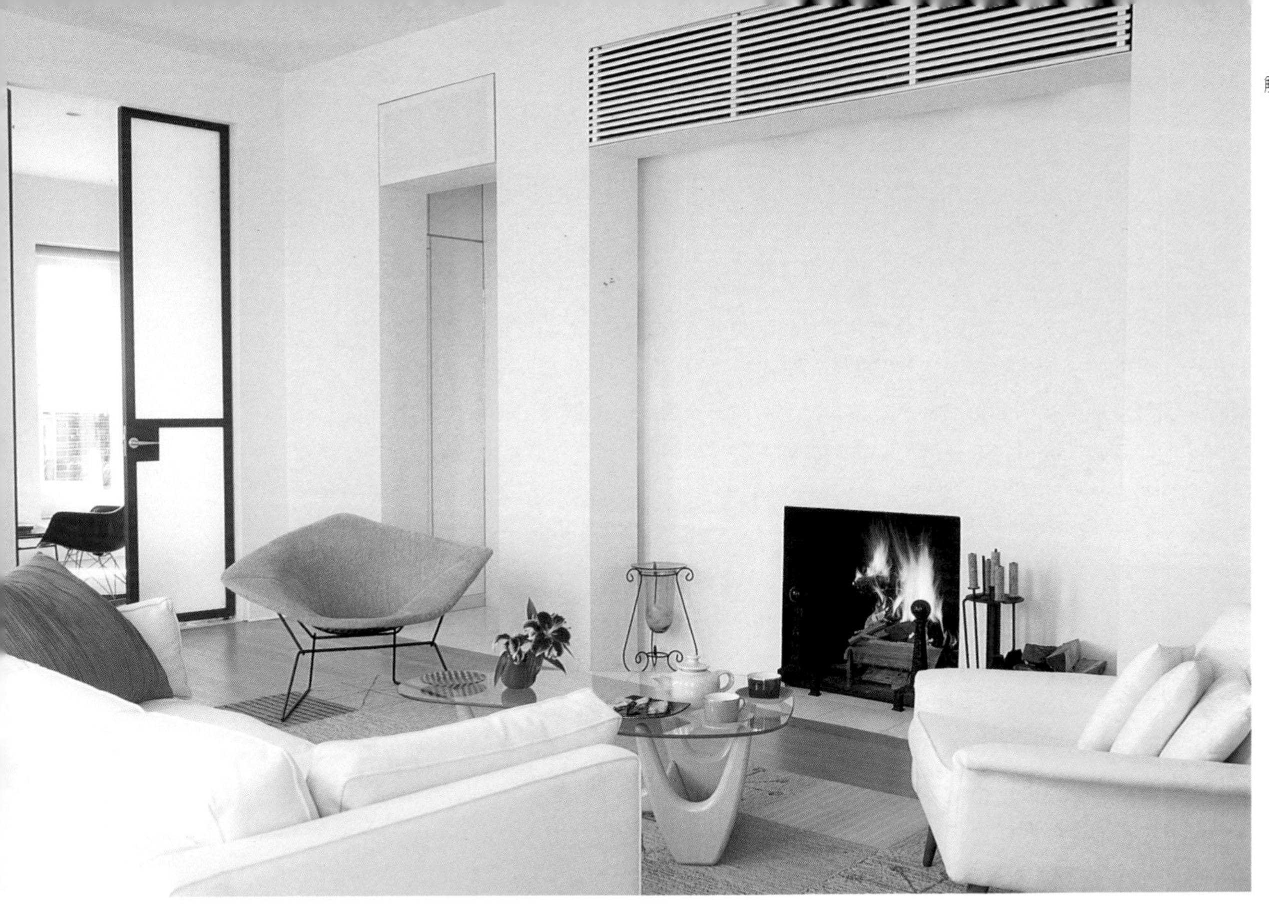

若您使用柴爐，要小心煙霧、家具上形成的一層煙垢或屋內經年累月的煙味，這些便是排煙管功能不良的跡象。

◆ 採用乾燥的硬木（榆、楓、橡木），而不要採用軟木（杉、樅、松木）。切勿燃燒塗有油漆的木材或防腐劑處理過的木材，因為它們可能釋出有劇毒的污染物，例如：砷或鉛。不要燃燒塑膠、木炭或彩色的紙張（含漫畫書報），因為它們也會產生有毒氣體。

燒瓦斯型室內供暖器與燒煤油型供暖器

◆ 應永遠遵守警告標籤與說明書上的指示。
◆ 要選購尺寸適合需要供暖之處面積大小的設備。使用尺寸錯誤的供暖器，可能產生更多污染物，而且不是有效率的能源使用方式。
◆ 要打開您正在使用供暖器的那間房間的門，並將一扇窗户稍微開著。

建材與裝潢材料

大部份住家的污染源都是多重的，而且有時間或資源突然從湊和著用的破裂地毯開始改建房屋內部裝潢、換掉聚氯乙烯窗框、換掉碎料板（particle board）家具的人，可說少得可憐。所以在避免不了污染的地方，只要天氣許可，要儘量打開窗戶，並考慮購買一台空氣過濾機。以下是可以使府上更宜人的一些其他方法，切記：有時一個容易辦到的步驟，就可以打造一個健康的住家。

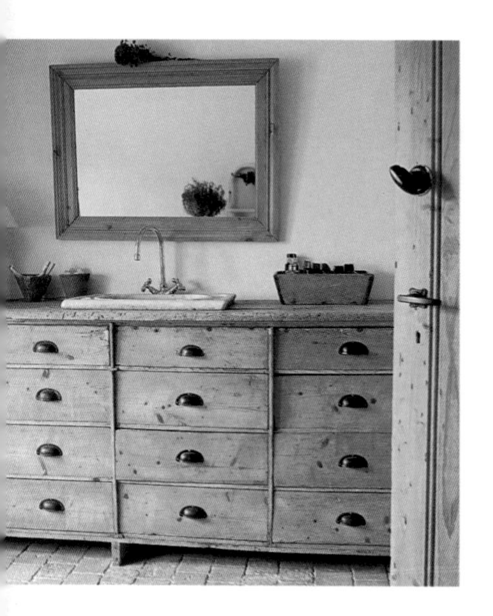

實木家具

要愛用實木產品，而非複黏材質（composite-bonded materials）產品，例如：碎料板、合板、中密度纖維板。雖然甲醛是木材中尋常可見的防腐劑，但在複合木（composite wood）製品中見到的大量甲醛，是人工合成的樹脂，因而愈發引人關切它對健康的影響。

- 切勿在屋內切割複黏材質，在屋外切割時要戴上面罩。
- 選一項市面上的「綠色」材質試試。這些材質包括Tectan（譯者按：此木料的品牌名稱），是一種從用過的飲料紙箱製成的類硬紙板材料；小麥稻草碎料板（wheat-straw particleboard）是由切碎的小麥稻草（wheat straw）混合樹脂，再壓進板材內製成；Trex Lumber（譯者按：此木料的品牌名稱），是一種由回收的塑膠袋、工業伸縮模、家具工廠鋸屑、木製棧板製成的替代性裝修板材。
- 若您不得不保有含甲醛的家具，也要以天然漆飾密封住毒煙。蒸汽阻隔劑（vapor barrier）最有效，不過需要每四年重新施用一次。
- 可在木材貼皮櫥櫃內，襯上耐用的鋁箔，來預防甲醛聚積在裡面，也可用鋁箔膠帶密封住邊緣。

左與右：實木向來優於中密度纖維板或碎料板；皮沙發、皮椅優於乙烯基材質產品之處，簡直不勝枚舉。

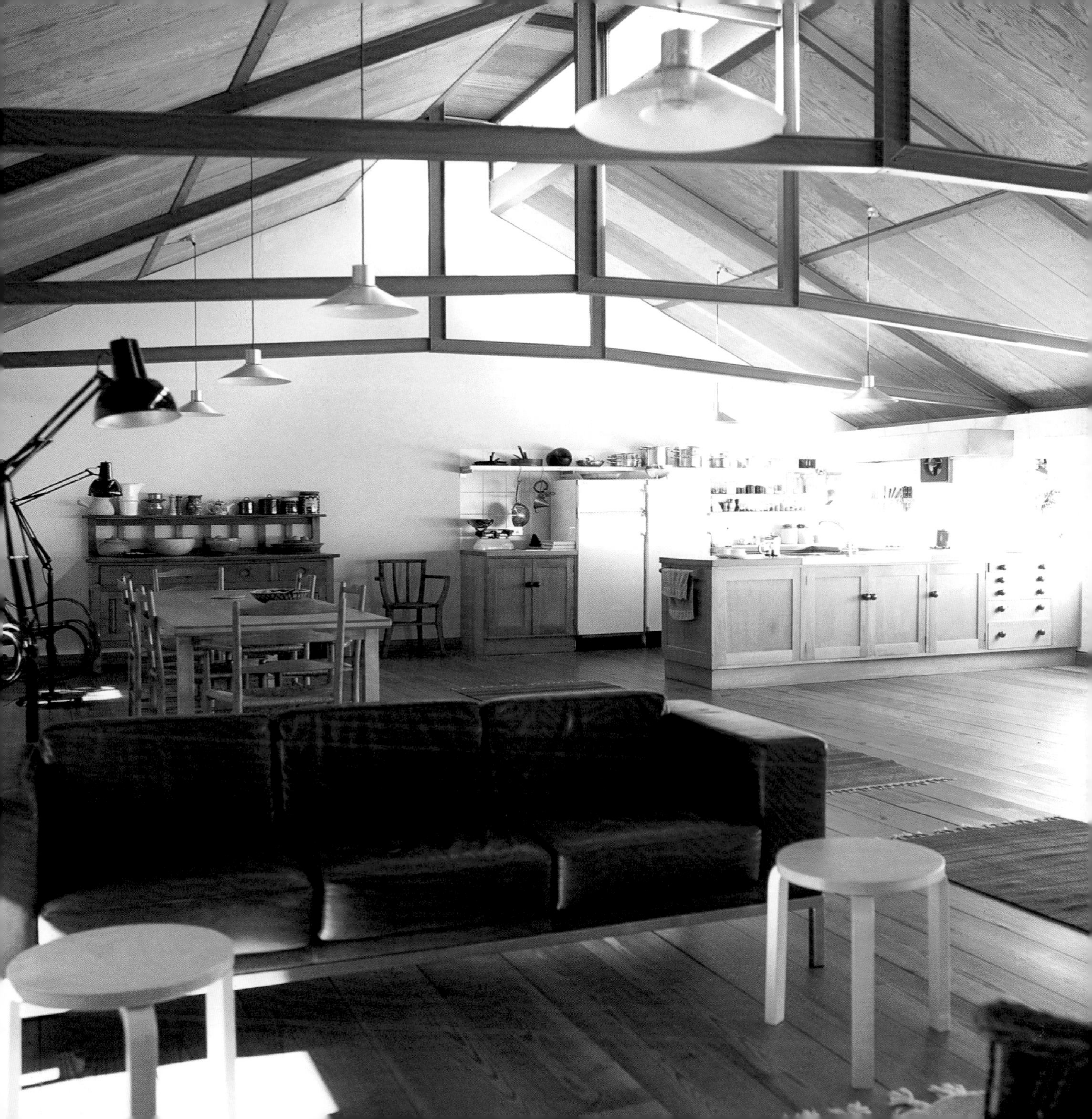

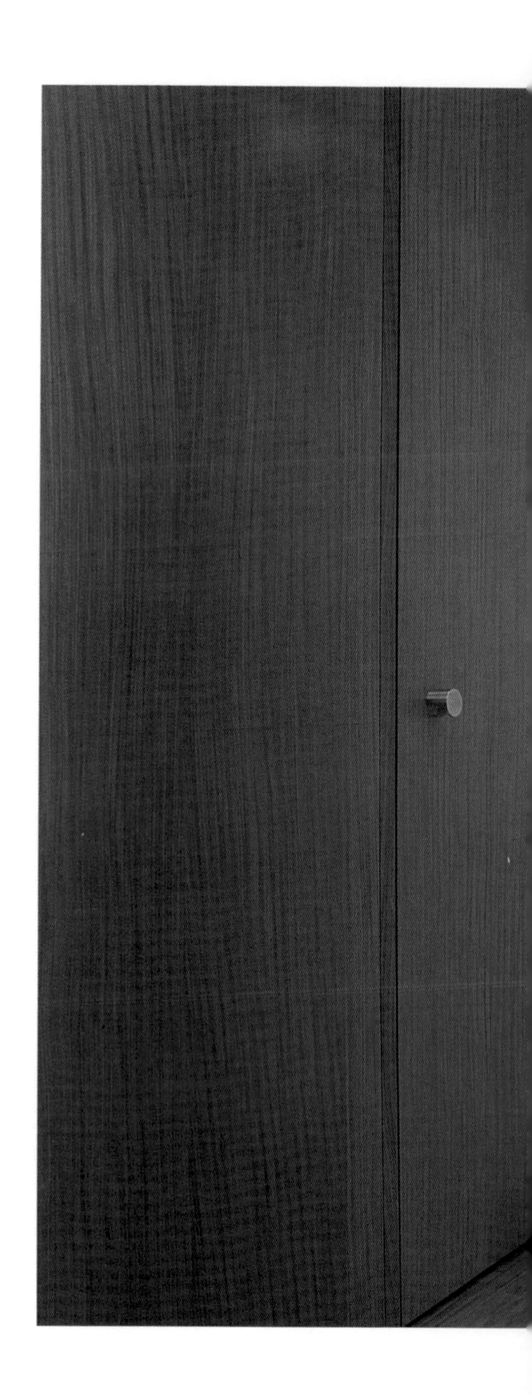

自己動手做

要一直藉著穿長袖衣服、戴橡膠手套來保護身體與手，要戴尺寸合適的面罩，它可過濾由空氣傳播的特定污染物，例如：灰塵、水泥或煙氣。幾點事項要切記：

◆ 要偏愛水基產品，而非溶劑基產品。

◆ 選擇含天然材料的產品或低除氣人工合成材料的產品。

◆ 選擇天然溶劑（例如：純芳香松節油【balsamic turpentine oil】或柑橘皮油【citrus peel oil】），而非松節油的代替品或石油溶劑油（white spirit），後二者都是石油基的。然而要注意，天然溶劑具有毒性，只應在通風良好的環境中施用。

◆ 使用黏著劑、歛縫材料、潤滑油、膠水、防潮液、任何其他瓶裝或管裝家用保養材料時，要關閉工作的場地，但要使它維持良好的通風。

◆ 要選用水基密封劑，它能抑制複合木產品中的揮發性有機化合物之除氣作用。

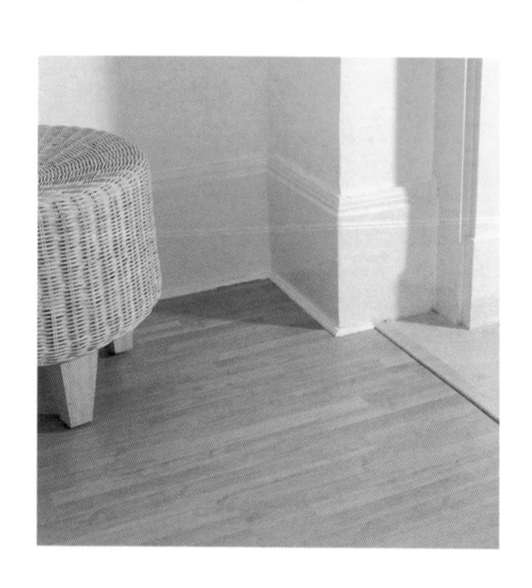

左：廠商會說服我們相信任何家庭都適合鋪設複合木地板(laminate floor)，但是在決定這類施工計劃前，請先確定自己是堪稱黏著劑與底襯(underlay)方面的專家。

右：硬木地板可能較貴，但對於會對隱藏在地毯與氈墊內的塵蟎過敏者而言，是理想的選擇。

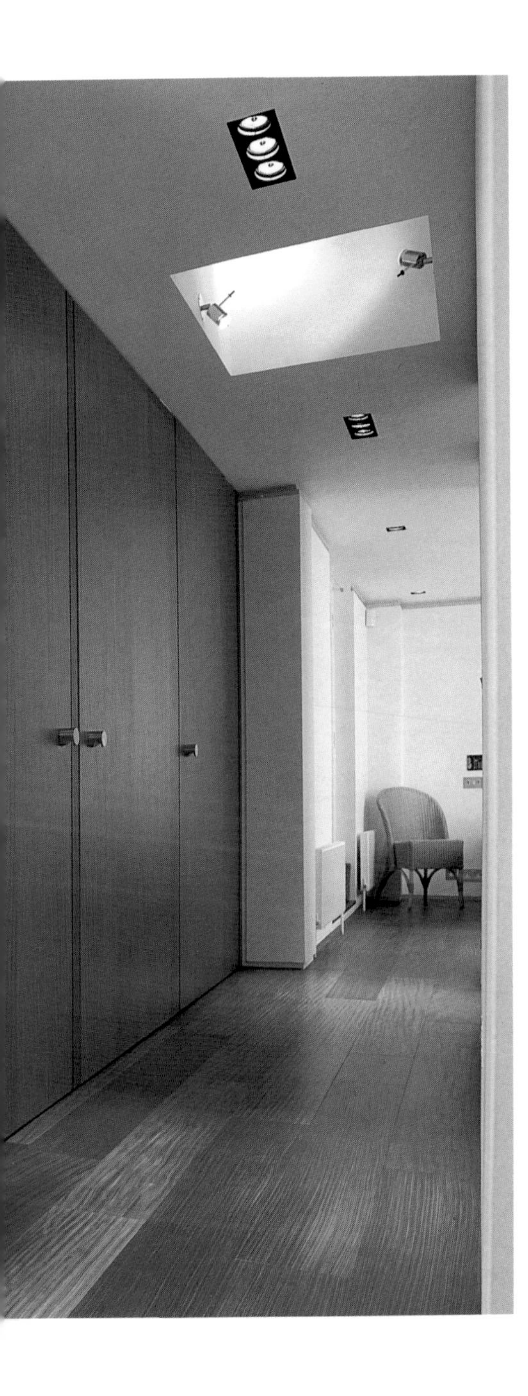

- 避免溶劑基膠水，例如：環氧樹脂、甲醛基膠水或壓克力膠。考慮改用低毒性的替代品。最好是使用由大豆、血液蛋白素或酪蛋白製成的天然膠水。
- 避免尿素甲醛泡綿絕緣材料。選用麻布、羊毛、回收報紙（鬆散充填纖維素形式，且是棉絮狀）或木材纖維板。

木材處理

藉由良好的做法，以避免將所有室內木料一起處理之需。克服木材腐爛情形的最好方式是：修繕漏水、提供良好通風、以空調或中央暖氣設備使空氣乾燥。雖然乾腐情形會沿木材的乾燥部份發生，但若要情形嚴重，仍需有水份來源，若處理無可避免，也要切記下列各點：

- 避免化學的木材處理方式，而且購買新木材時，要確認木材尚未受過預防處理，例如：防腐的殺蕈劑或防蟲的殺蟲劑。
- 若化學處理是唯一的選擇，也要獨鍾硼基防腐劑。次好的是水基的鋅化物、銅化物或氟化物。
- 尤其要避免溶劑基有機防腐劑，林丹、五氯苯酚（pentachlorophenol）、氧化三丁基錫（tributyl tin oxide）特毒。
- 使用任一種化學處理方法後，都應將相關房間好好通風。
- 裁切或砂光木材時——尤其是化學處理的木材——要戴上防護面罩，事後並應以吸塵器徹底清理場地，以去除較小的粒子。
- 防腐劑往往只需施用於高風險的地方，例如：窗框，所以要選擇局部處理，而非總括處理。
- 針對一流木材，要使用活樹、活植物產出的油及樹脂，來滋養它們，並預防腐爛與蟲害。這些物質會滲入木材纖維內，給予新木材深層的保護，並活化年老、歷經天氣狀況摧殘的木材。

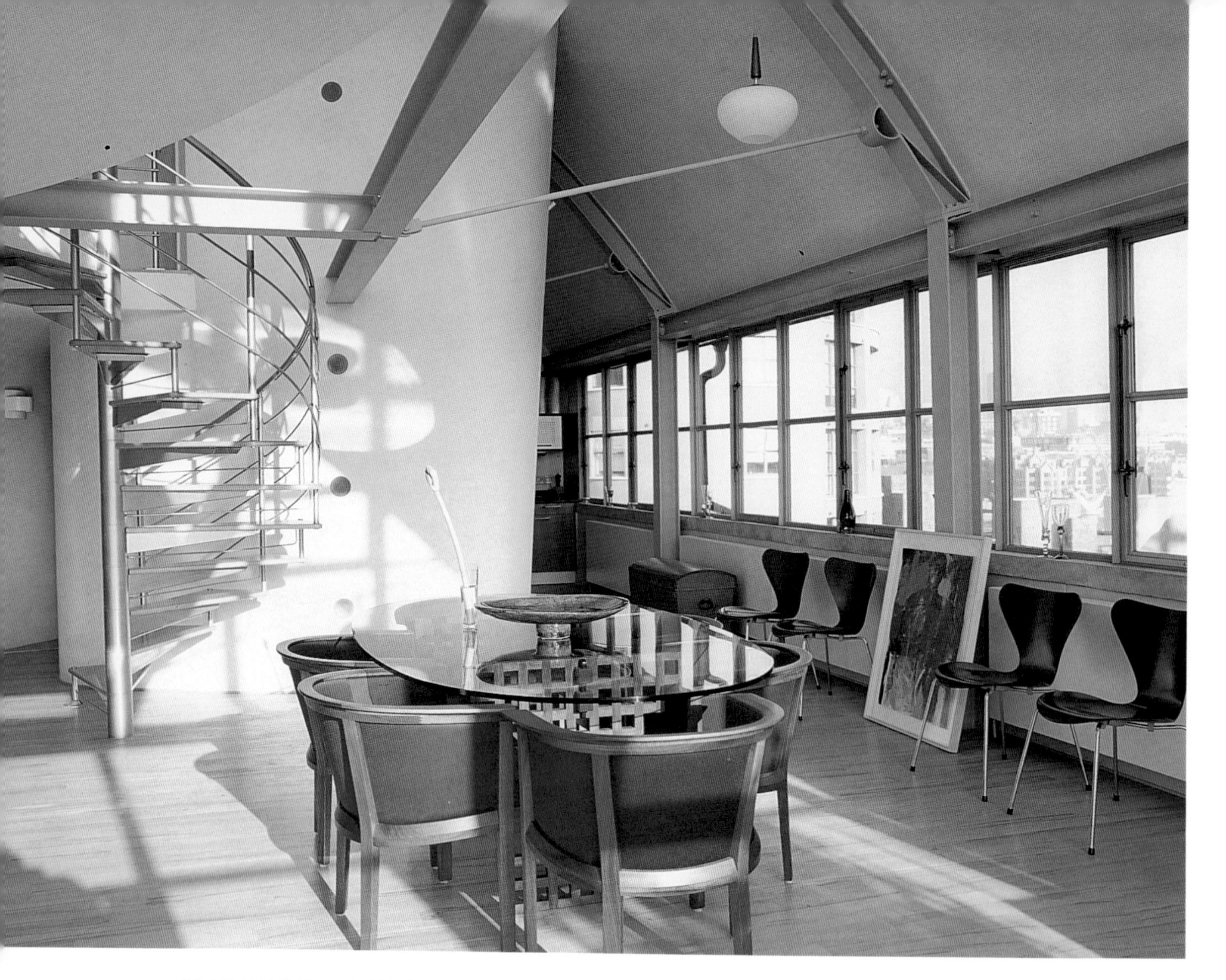

油漆與最後一層塗飾

為了健康的住家環境，要使用不含（或幾乎不含）揮發性有機化合物成份、且所含化學物質濃度較低的油漆。若要得到歐盟國家的認可標章，油漆只能略含揮發性有機化合物現有一般含量的一半。在美國，有「the Green Seal Award」標章頒給揮發性有機化合物含量低、且不含有毒化學物質的油漆，這些有毒化學物質包括苯、甲苯、鎘、甲醛。

現在是一個採購天然植物基油漆的好時機，因為市面上有愈來愈多的替代選擇出現，這些替代品的使用，能使除氣成為不似原來那麼嚴重的問題，因為揮發性有機化合物的含量變得極低（不過，良好的通風仍是重要的）。而且油漆過的表面比較不導靜電、又比較不惹塵埃，這可能成為過敏症患者的一大福音。最佳天然漆既防水，又是微孔性的，這表示它們可讓水份滲入，所以這類油漆比較不起泡、不剝落。這裡有一些選購及使用環保的——或比較環保的——油漆與染色劑（stains）的要訣：

- 永遠選擇水基油漆與染色劑。
- 小心使用被宣傳為無味的溶劑基油漆。主要的風險發生於未照說明書所言，使房間通風時或塗了油漆後太早使用該房間時，因此增加了自己在高濃度溶劑中的曝露機會。
- 使用蟲膠（shellac）時要小心，這是一種溶於酒精中的熱塑樹脂材料，常當做清漆（clear paint finish）的原料使用，也具有油漆的效果，它是會經由皮膚接觸與吸入的劇毒。不過，蟲膠除氣快速，而且數日後通常就安全了。

去漆劑

- 應避免亞甲基二氯基（methylene chloride-based）產品與溶劑基去漆劑，後者使用了其他有毒、易燃的成份，例如：甲苯、甲醇、丙酮。
- 含有松油（pine oil）界面活性劑混合物或酚基界面活性劑的去漆劑，比傳統去漆劑安全，也較不易燃，但較慢溶解掉厚層油漆。
- 若舊層鉛漆可能隱藏在底下，則勿去漆或剝除壁紙。而且要定期檢查窗臺與門框；在那裡產生的摩擦，可能磨掉了油漆層，若表面完好，不要動到它們，若您懷疑有問題，要聯絡環境健康部門，他們會給您去除受污染油漆方面的建議。
- 若使用焊接用噴燈（blow torch），請戴上有機蒸氣面罩，以免吸入毒氣，要關閉該處理場地，但要使它保持良好的通風，在刮除或以砂紙磨除舊漆層時，要戴上面罩，並以吸塵器清除殘餘的灰塵。

左：儘量購買揮發性有機化合物含量低（但往往較貴）的油漆。最好還是避免使用人工合成油漆又使用人工合成染色劑，且要選擇植物基的替代品，而目前這些植物基替代品，已有如下所示的諸多誘人色彩供您選擇。

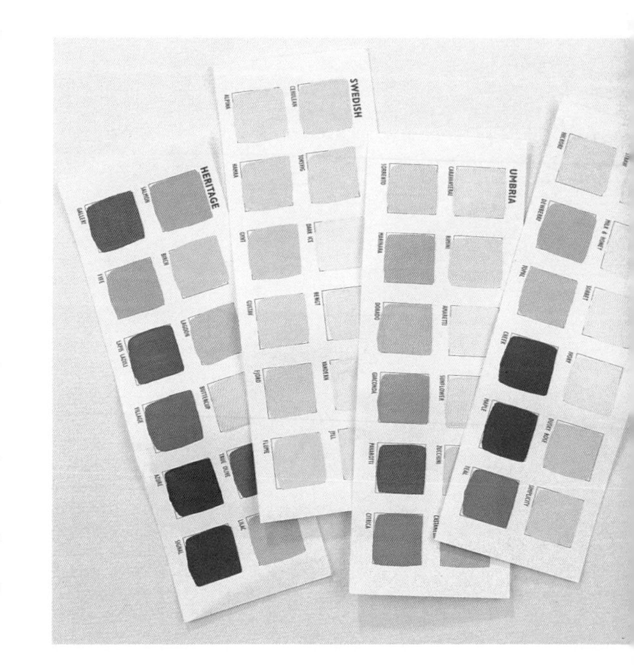

地毯

在英國，地毯的使用量居全世界之冠——據信百分之九十八的英國家庭有鋪滿地板的地毯——美國有百分之七十的地板鋪上地毯與小型氈墊。對比之下，在義大利只有百分之二的家庭鋪設地毯。

若您屬於沒有地毯類產品便不能活的人，至少要慎選您的下一件地板鋪設材料。花點時間選個儘可能在化學方面安全，又好清理的產品。若您或家中成員對塵蟎過敏，則要儘量向了解您特殊需求的店家購買。

優質的地毯替代品包括磨光的硬木、天然油氈（勿與乙烯基的混淆）、天然橡膠地磚、聚烯烴（polyolefin，是一種塑膠）、瓷磚、石材，例如：花崗石、沙岩、石灰石、板岩、石英岩、大理石。

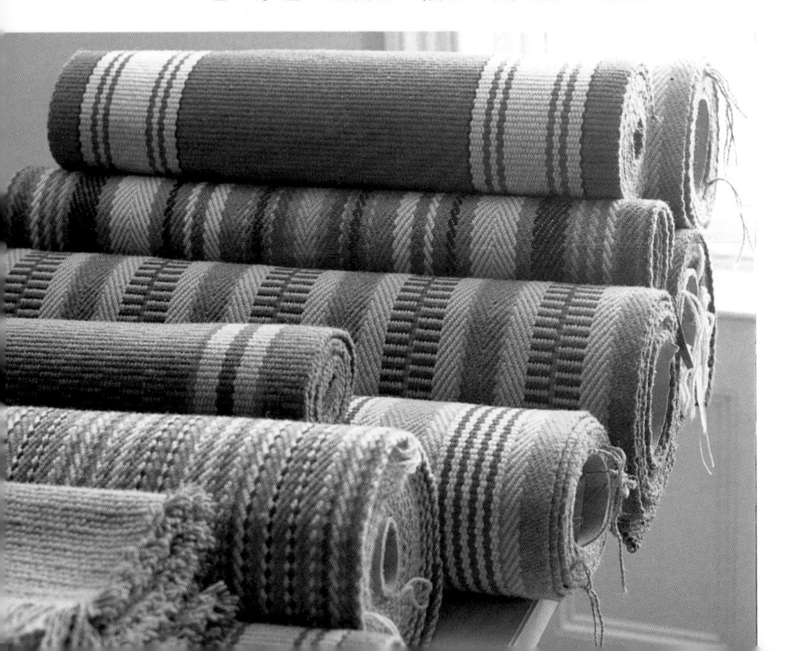

保養既有的地毯

- 時常使用有超厚袋子與良好吸力的吸塵器清潔地毯——動力應該供給到一千瓦特之高，若您現有的吸塵器尚無廢氣微濾裝置，要加裝一個，以避免灰塵吹回空氣中。最好還是使用有高效率微粒空氣過濾裝置（HEPA）或有靜電過濾系統的吸塵器。
- 乾蒸汽清潔法（dry steam-cleaning）能減少塵蟎數量，但專家認為這個成效只是暫時的，而且有些處理方法無法殺死深埋在地毯中的塵蟎。切記在蒸汽處理法之後，要以吸塵器清除蟎屍，與性質已遭改變的過敏原。
- 不要以「溼」蒸汽或熱水清潔地毯。任何使地毯纖維潮溼的東西，都會為更多塵蟎移民及黴菌／霉菌的形成，提供完美的環境。專業清潔機器能去除塵蟎與貓過敏原二者，而家用機型往往會將含有未溶解過敏原的纖細水份微滴吹回空氣中。
- 丟掉溼地毯。除非您尋求化學處理，否則黴菌污染的生成速度極快，而且難以控制。
- 堅持執行脫鞋才可入內的措施。灰塵、髒污、殺蟲劑殘留物會從室外帶進來，並滲入地毯中，而且潮溼的鞋子會促使黴菌與霉菌定居下來。
- 以液態氮所做的處理，能大量減少蟎蟲數目，並維持一小段時間。
- 將您的既有地毯以無毒地板密封劑或蒸汽阻隔劑密封，這些產品通常用來噴灑在地毯上，風乾後，會形成防止有害物質除氣的保護層。

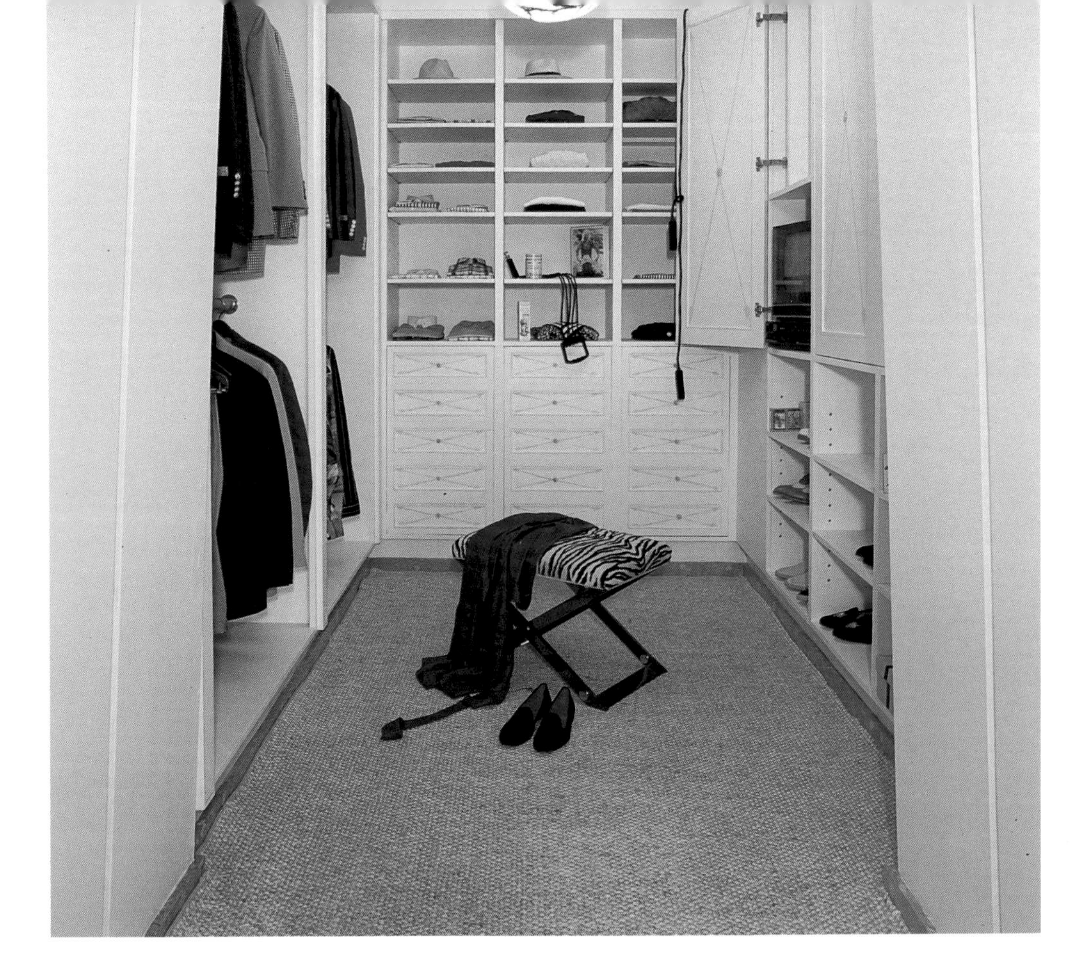

最左：為了過敏患者著想，散鋪的氈墊還是比鋪滿整個地板的地毯好。即使過敏症不是個重要課題，氈墊還是具有不從膠劑與底襯中散發毒物的優點。

左：為了有現代感，請選擇海草、瓊麻或椰殼一類的天然纖維。塵蟎恨死這些會刺痛牠們的質料了，而且這類產品的短毛（short pile）使人易於以吸塵器徹底清理它們。

購買無毒地毯

- ◆ 要選擇天然纖維地毯，而非人工合成的。良好的地毯材質包括棉、海草、瓊麻、椰殼纖維、羊毛，但您可能得切記塵蟎酷愛在羊毛上享樂，要試著確認該地毯織法緊密，這種織法可抑制聚積過多的灰塵，而且要直接編織在亞麻與棉質基底（base）上的羊毛地毯。
- ◆ 要選擇製程中未經化學物質處理過的地毯。天然地毯因不含人造纖維，所以往往能抗靜電。若羊毛上的羊毛脂仍會出現的話，該羊毛脂可當做天然污漬沾黏抑制劑，未經化學處理的羊毛地毯很難買到，但有些公司正努力研究解決蠹蟲蟲害問題的方法。
- ◆ 堅持地毯應有天然纖維製成的裡板及底襯，選擇由未經化學處理的毛氈、天然橡膠、回收碎布、粗麻或羊毛製成的底襯。
- ◆ 堅持地毯應通過大釘或無溶劑低揮發性黏著劑之安全考驗，例如：蒸汽處理過的天然乳膠膠水，無釘的細長固定貼片可使用於房間四週邊界上。

◆ 儘量要求店家在交貨前幾天，先曝曬過新地毯，曝曬數小時後，新地毯經由除氣釋出的化學物質，會大量去除，若無法達成此一要求，也要在新地毯鋪設後那幾天，避免到鋪設的地方，並保持室內良好的通風。

◆ 丟掉舊地毯前，要先以吸塵器徹底清潔，以避免吸入拿起地毯時釋入空氣中的灰塵污染物，也要以吸塵器清潔地毯下方，以去除聚積的灰塵。

購買抗過敏地毯

◆ 剪毛地毯（short pile）比長毛地毯容易保持乾淨。當塵蟎過敏症成為問題時，這點就成了重要的考量，因為蟎蟲時常在地毯的深層處聚集，在那裡牠們盡情享樂，不被吸塵器與化學處理方法打擾。

◆ 分散的氈墊比鋪滿整個地板的地毯好，尤其是它們能耐高溫清洗。

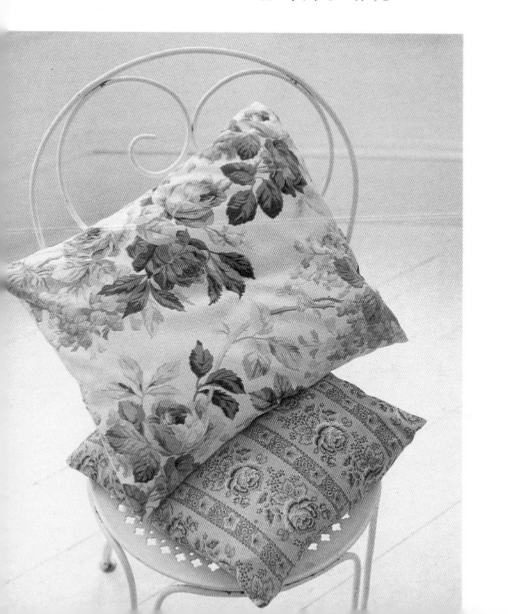

左與右：讓棉製布料成為您軟質家飾品質材料上的選擇。它可能較聚酯一類的人工合成材質需要熨燙，但它可以高溫清洗，以殺死塵蟎，而且鮮少經過甲醛處理。

◆ 為了讓府上能有現代感，請選用天然纖維，例如：海草、瓊麻、椰殼纖維，它們能提供塵蟎一個刺癢的不舒適環境。

◆ 尼龍地毯比羊毛地毯產生較少的空氣傳播過敏原，可能因為尼龍產生的靜電抑制住了粒子，所以選用尼龍地毯可能代表在大氣中曝露於過敏原內的機會較少，但對嬰兒與正在學步的幼兒而言，則仍有較多的曝露機會，因為他們常與地板親近地接觸。

◆ 市面上有製程中經抗塵蟎藥劑（anti-dust mite agent）化學處理過的地毯，這些藥劑以此種方式包覆地毯纖維，以致細菌與蕈類無法在塵蟎繁殖旺盛的地毯上存活。不過，幾乎找不到任何關於這些處理方法的毒性數據資料。

◆ 切勿將地毯直接鋪在混凝土地板上。這類地板會困住水氣，使塵蟎與黴菌孢子迅速繁衍。

家具、寢飾、衣物

許多織物是經過甲醛處理的，包括所有聚酯／棉－混紡（polyester/cotton-blend）布料。加工過程中通常將甲醛樹脂直接與纖維合在一起，造成殘存在布料上的甲醛甚多。對化學敏感的人應選擇天然布料，而非人工合成布料，二者都可做成家具套與含有泡綿的椅子／沙發基材。可以降低化學物質負荷量的其他辦法如下：

◆ 避免經過抗污漬塗料處理或耐火處理的窗簾與家具布料。許多公司正逐步廢除含鎳的耐火產品之使用（見第六十四頁）。

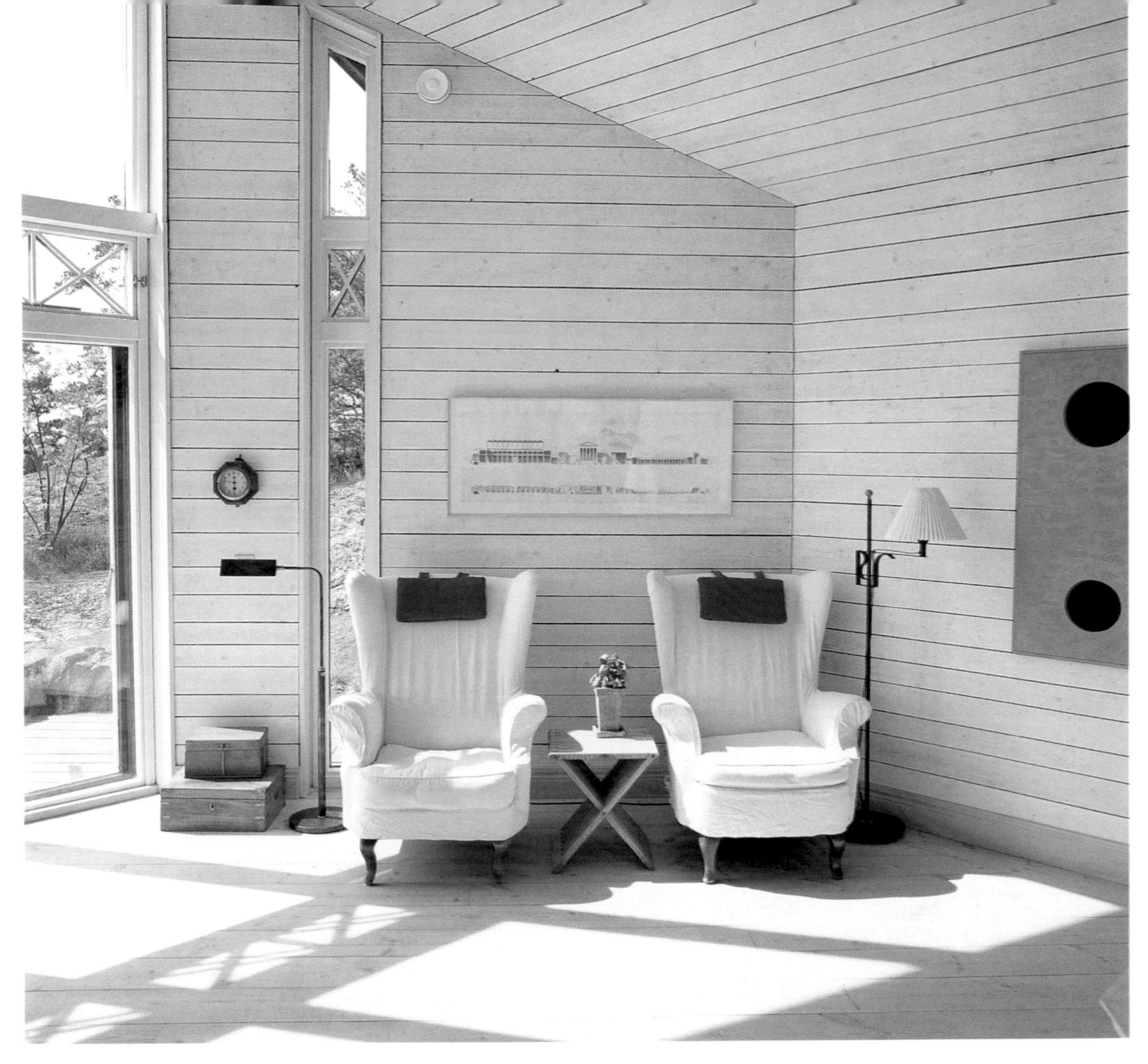

◆ 避免使用最後一層塗飾內有聚氯乙烯的百葉窗。
◆ 堅持使用百分之百棉製的寢飾。若您對塵蟎過敏原敏感，要使用天然棉製床單，而非過敏原阻隔套。
◆ 除非衣服是由未經化學處理的纖維製成的，否則新買的也要先洗過，如此可使鬆散的染料粒子在接觸敏感性肌膚前先被沖走，並減少甲醛殘留物。
◆ 儘量購買未經殺蕈劑處理的羊毛衣物。

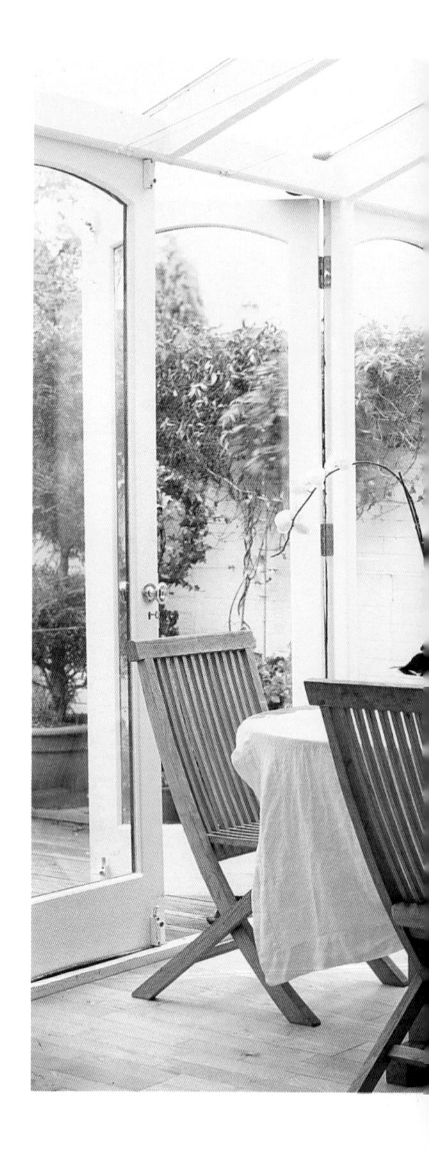

聚氯乙烯

請將聚氯乙烯趕出府上，為了避免使用實質含有聚氯乙烯成份的產品，已有使用傳統材質（包括：紙、木或當地特有材料）的較安全替代品出現。要是這些不適合，其他任何一種塑膠也比聚氯乙烯好。消費者與環保團體施壓的結果是，較安全的替代品已經用於汽車與包裝業，還有建材製造商也已使用。而且，聚氯乙烯產品在家飾店已被撤走，並遭二〇〇〇年雪梨奧運主辦單位禁用。在美國，有些醫師拒絕在工作上使用聚氯乙烯產品，例如：外科手套。

窗框

要避免使用硬聚氯乙烯（PVC-u）製窗框，因為它至少含有六項劇毒化學物質。應以較無害的聚烯烴基塑膠取代，例如：聚乙烯（polyethylene）或聚丙烯（polypropylene）。最好的替代品是木製的，保養良好、高性能的木窗比乙烯基的耐久，而且在木窗的使用壽命中，沒有硬聚氯乙烯製窗框花費的金錢多，只應購買由管理良好的森林出產的木材製成的窗子，並應慎選防腐劑、油漆、染色劑。

乙烯基與兒童

乙烯基在為兒童設計的產品中常見，例如：鉛筆盒、雨帽、雨衣、玩具、雨傘、背包、斗篷、學校用品、運動器材。苯二甲酸（phthalates）、鉛、鎘泛見於乙烯基產品中，而三者皆非常危險。咀嚼或吞下乙烯基產品後，鉛即被體內吸收。

壁紙

乙烯基壁紙應該和乙烯基地板鋪設材料標示同樣的健康警語，所以應避免以易擦拭乙烯基壁紙裝飾牆壁，而且要確認所用壁紙是以不含溶劑的黏著劑貼上的，最好連化學性除蕈劑也沒有。目前市面上已有環保膠可買。

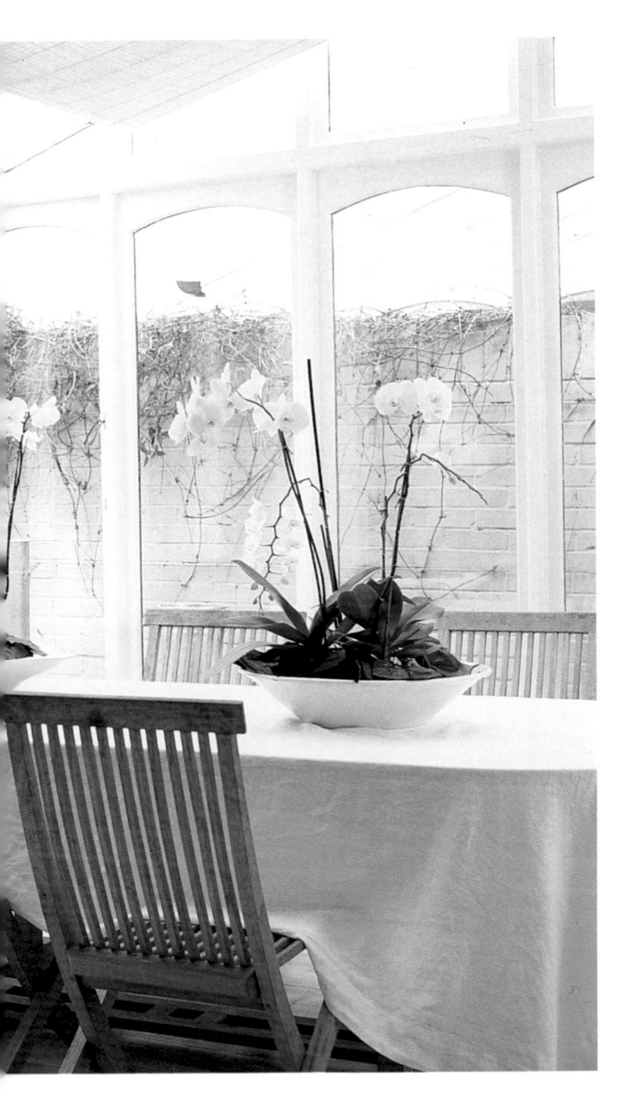

木製窗框看起來比聚氯乙烯窗框好看。使用年限也較久，而且不含聚氯乙烯化學材質。但您如果使用的是從前住戶留下來的木製窗框，要小心剝落下來的油漆，如果這些油漆碎片上的油漆夠老舊，以致含鉛，便可能會對健康造成嚴重的後果。

植物：天然的好幫手

若您能聰明選擇室內植物，並予以妥善照料，它們會為府上的空氣品質做出神奇的貢獻。植物能透過它們的天然光合作用過程，吸收二氧化碳，而且「美國國家航空暨太空總署」（NASA）贊助的一項深入研究發現，有些植物會透過葉子與根部剔除空氣中的污染物，這些污染物包括甲醛、一氧化碳、苯、香菸煙霧、臭氧，這些植物不受這些污染物所害，而且要是以正常的方式照料它們，照理說，只要它們繼續生長下去，就會持續吸收化學物質，這裡列出了最適合種植於室內的盆栽：

掛蘭（spider plant）

此一常見植物可將甲醛從空氣中清除，它也已獲證實，可去除洗衣機運轉狀態下產生的一氧化碳，達百分之九十六之多。在新添置複合板材家具的室內擺放六盆掛蘭，可大量清除甲醛的化學效力。

蝴蝶蘭（moth orchid）與日本葵（dwarf date palm）

二者皆可將甲苯（toluene）與二甲苯（xylene）自空氣中消除。蝴蝶蘭會散發出大量的氧，因而促進精神的集中。

菊花（chrysanthemum）、非洲菊（gerbera）、英國長春藤（English ivy）

這三樣植物皆能吸收苯。非洲菊與英國長春藤，在吸收甲醛與消除難聞氣味上，也很有效。

白鶴芋（peace lily）與棕櫚（palms）

這類植物，像是黃椰子（yellow palm或areca palm，學名：*Chrysalidocarpus lutescens*）、女士棕櫚（lady palm，學名：*Raphis excelsa*）、袖珍椰子（parlor palm，學名：*Chamaedorea elegans*），能夠吸收香煙煙霧。

盆菊（pot chrysanthemum）、女士棕櫚、盆栽鬱金香（pot tulip）

這些植物能吸收來自浴室的阿摩尼亞基物質的氣味。

蕨類植物

蕨類植物擅長吸收溼氣，因此適合潮溼的環境，例如：浴室、廚房。波士頓蕨（Boston fern，學名Nephrolepis exaltata）也能減少藉空氣傳播的微生物。

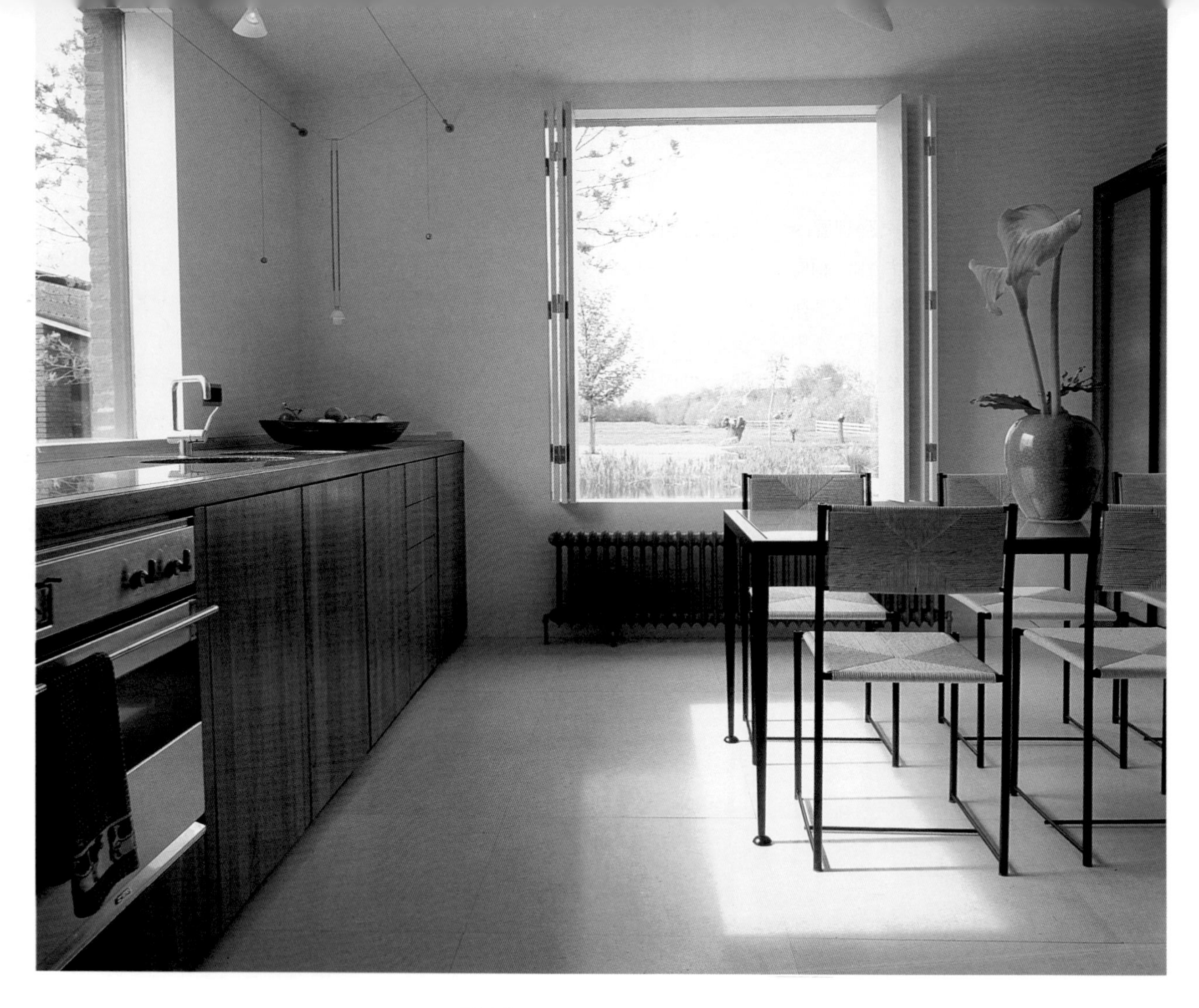

不要只是從窗戶內欣賞外面的風景：要善用窗戶的合葉，讓大量的新鮮空氣注入屋內。

通風

減少室內過敏原與化學物質敏感性的最有效方式是改善通風。英國的「建築研究所」建議屋內應每二小時徹底換氣一次，但現今密閉且能源有效利用的住宅只能做到一半。

每個房間都應有迅速、背景式的自然通風（background natural ventilation）。迅速通風發生於窗戶開著時；背景式通風發生於窗戶微開時，二者確保室外空氣持續供應到屋內。細流式通風機（trickle ventilator）也能達成相同效果，這是設置在窗框內的一個小型通風格柵（air grille）。

在廚房與浴室內，自然通風可能不足以維持一個乾淨、低溼度的環境，所以您可能需要安裝一台抽風機或一台空氣過濾機。

抽風機

抽風機正如所設計的，可以防止溼氣到處擴散，勿將抽風機安裝在窗戶附近，否則進來的空氣會立刻被抽出去。

空氣過濾機

空氣過濾機可機械式地將污染物從家中去除，不過現代空氣過濾機能減少過敏症狀的證據尚不明確，有些貓過敏原一類的過敏原，會附著在極小的灰塵粒子上，這些粒子能穿過任何過濾機，除了最精密的過濾機以外。

而且有很多過敏原會附著在地毯、寢飾、軟質家飾上，這些地方是空氣過濾機無法奏效的地方。

空氣過濾機有二大類型：獨立移動式機型（stand-alone portable units），以及裝設在中央暖氣或空調系統內的內風管式機型（in-duct units）。

移動式空氣過濾機

移動式空氣過濾機因為相當便宜，而且從一間房間搬到另一房間容易，所以風行，它們從十分無效的桌上型，到較大、較強的落地式都有，在花錢消費前，請先確認下列事項：

- 這機器有噪音嗎？有些高速運轉中的移動式機型，會製造相當於一台小型吸塵器所發出的聲音。
- 這機器笨重嗎？日後會礙眼嗎？易將它從一個房間搬到另一個房間嗎？
- 這台過濾機足以應付它所放置的房間的需求嗎？

嵌入式過濾機

嵌入府上中央暖氣系統或空調設備內的嵌入式過濾機，比移動式過濾機昂貴甚多，要根據需要消除的污染物慎選過濾機，這類過濾機可根據用來除去空氣中各尺寸粒子的方法加以分類，市面上有三種類型：機械式過濾機、電子空氣過濾機、離子生成機，也可買到使用到二種或三種以上方法的混合型。購買這種過濾機前，應考慮以下各點：

- 您所選擇的過濾機之電力要求、安控要求為何？
- 這台機器需要何種保養維護？包括濾心及吸著劑（sorbents）的清潔與更換在內。（吸著劑已開發成能去除某些氣態污染物的產品，諸如甲醛一類的氣體。）

吸著劑

空氣過濾器可能含有通稱為化學吸著劑的物質，化學吸著劑被注入了具有化學作用力的物質，像是過錳酸鉀（potassium permanganate）或氧化銅（copper oxide）。這些物質會與一個或一個以上的反應性氣體污染物作用，而把這些氣體污染物從空氣裡剔除。

天然的清潔產品

兩代（generations）以前，實驗室內調配出的任何產品，都被推斷是衝著大自然所能提供的產物而來的改良品，幸虧現在的消費者較具有辨識能力。儘管如此，家用產品的製造廠，仍不可思議地以他們「無懈可擊的洗淨力」之訴求企圖說服人們，而且現代家庭可能會被這些有日漸毀滅幸福、誘發過敏反應、威脅日後健康狀況之力的物質給淹沒。大部份的人認為市面上只能買到強效的化學清潔用品，其實也可買到較溫和的替代品。

你可居家採行的最簡單、也是最有效的步驟之一是，丟掉所有您慣於保有的有毒、耐用的化學品。要重拾從前老祖母慣用的某些清潔產品，以回歸基本面。

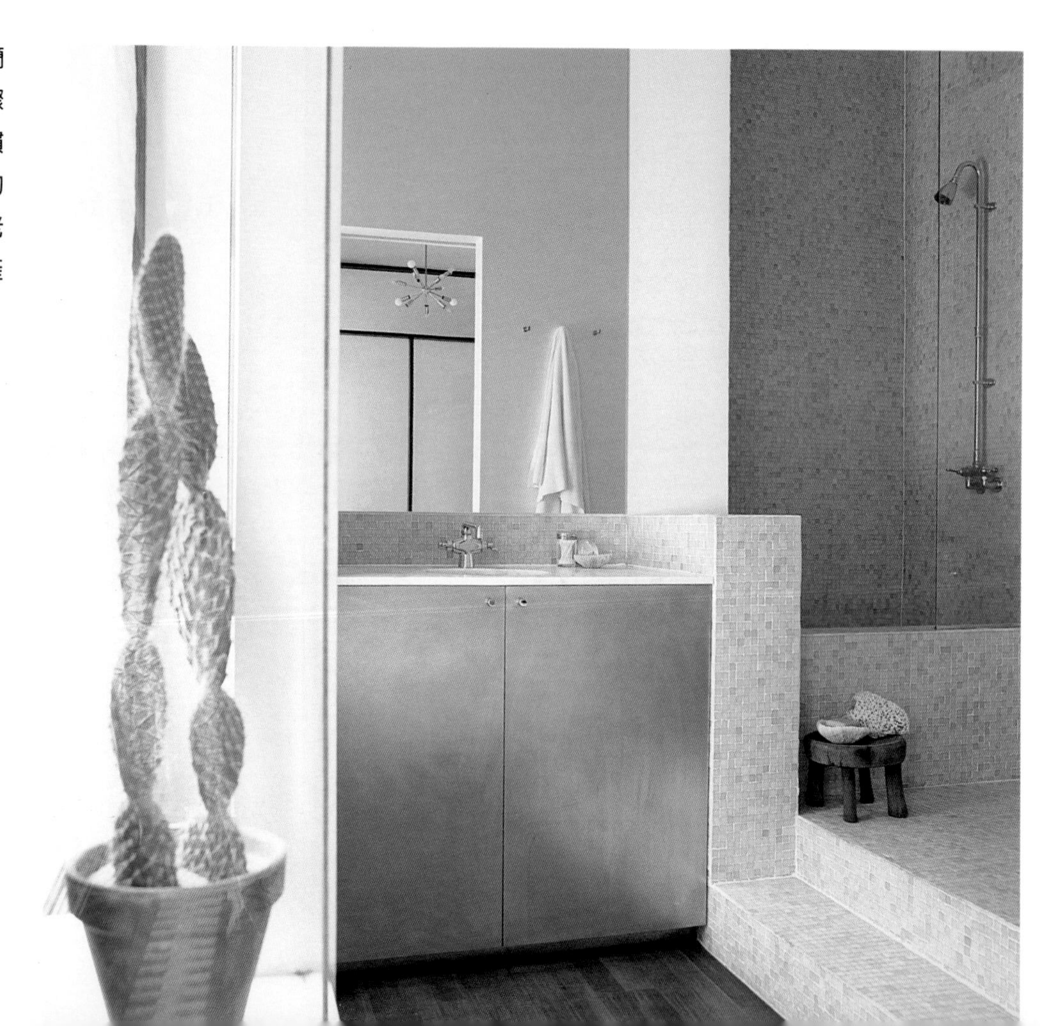

看來家用化學品會繼續被使用，畢竟廚房必須被清潔、馬桶要清毒、排水管要暢通、碗盤與衣物要洗淨，而市售產品把這些工作做得很好。但較不危險的替代品確實存在，而您能用來減少家中過量化學品負荷最有效步驟之一是，丟棄所有您習慣的化學品。

看到超市儲存了愈來愈多承諾尊重購買者健康與環境的產品，真令人振奮，而且做為一項守則，任何「友善地球」的東西都比一般化學清潔劑來得好。然而，並非所有所謂生態產品都是完全天然的，它們可能是可生物分解的（因而友善環境），只有一些產品完全不含人工合成的香料或石化衍生物。市面上有一些優良的清潔產品，消費者必須擴大搜尋範圍才能找到它們，因為許多這類產品只能郵購買到，或在健康食品店才能購得，變通方法是，自製安全的清潔產品。

自製清潔產品

有許多有效的清潔用調製品存在，是採用無害的成份來發揮功效的，其中有些或許已在府上的廚房裡了。這裡有一些非提供給您不可的最佳清潔成份：

小蘇打（碳酸氫鈉sodium bicarbonate）

它是一種稍具研磨性的非腐蝕性材料，在吸收異味、稍微清潔、稍微增加光澤上，效果甚佳。在超市可買到小包裝的，在某些天然食品商店內則可買到大包裝的。

蒸餾過的白醋（醋酸acetic acid）

對於去除石灰鱗屑、油脂、異味很有用，要購買您能找到的最便宜的一瓶。

皂乳

橄欖油基與蔬菜油基的香皂有很好的清潔力，可從優良的天然食品商店和郵購業者那兒買到。

硼砂（硼酸鈉sodium borate）

做為天然產出礦物的硼砂，是好用的衣服去漬劑，也是適合一般清潔用途的刮磨用化合物，但並非百分之百安全。它對皮膚與呼吸系統而言，是一種刺激物，而且可能對人的生殖功能方面產生毒性。在藥妝店與某些超市可以買得到。

六偏磷酸鈉

此一天然產出的礦物比其他天然清潔成份強效。它對人體不具毒性，但會腐蝕皮膚，所以應將它置於兒童拿不到的地方，由於是一種不友善地球的磷酸鹽，所以只應取少許使用。以郵購方式可以買得到。

洗滌鹼（washing soda）（碳酸鈉，sodium carbonate）

碳酸鈉能清潔衣物、軟化水質、分解油脂、增加肥皂的洗淨力。往往可以在大型藥房與五金店買到結晶形態的碳酸鈉。

玉米澱粉

玉米澱粉能漿衣、吸收機油類、吸收脂油類。在超市可以買到。

檸檬汁

現擠的檸檬汁可分解脂油，並能將衣物上的汗漬、水漬去除。

一般家庭與浴室清潔用品

您可以完成驚人的家事工作量——當然還有所有您以溼布拭塵並清潔窗戶的工作——以半醋半水的混合液辦到。若您需要使它更強一點，以一品脫的水，加上四湯匙的皂乳、六湯匙的小蘇打（或四湯匙的硼砂），包準不致離譜（試驗比例看看，直到您找到最符合您需求的配法為止）。

空氣清新劑

大部份市售空氣清新劑與房間去味劑本身，幾乎不能與它們充滿光明面的包裝相得益彰，何不轉而善用大自然中諸多健康又衛生的替代品呢？在此有些建議：

- 點香精油，而不使用噴劑或插電式去味劑。
- 在垃圾桶底層撒上硼砂，以抑制產生異味的黴菌與細菌之生長。

排水管清潔劑

許多市售產品含有劇毒，應該避免使用，若無法疏通堵塞，仍有一些常見成份，具有解決此類問題的能耐。這裡有些建議，可從最溫和的開始：

- 溶解二湯匙的硼砂於一公升的熱水中，並將混合物倒進水槽或排水管中，以清除油漬並除臭。

目前社會大衆已被抗菌清潔產品給迷惑了。事實上，家用清毒劑含有一些危險的揮發性化學物質，包括劇毒性的甲酚，使用這類產品時，甲酚若被吸入，會對人體造成傷害。

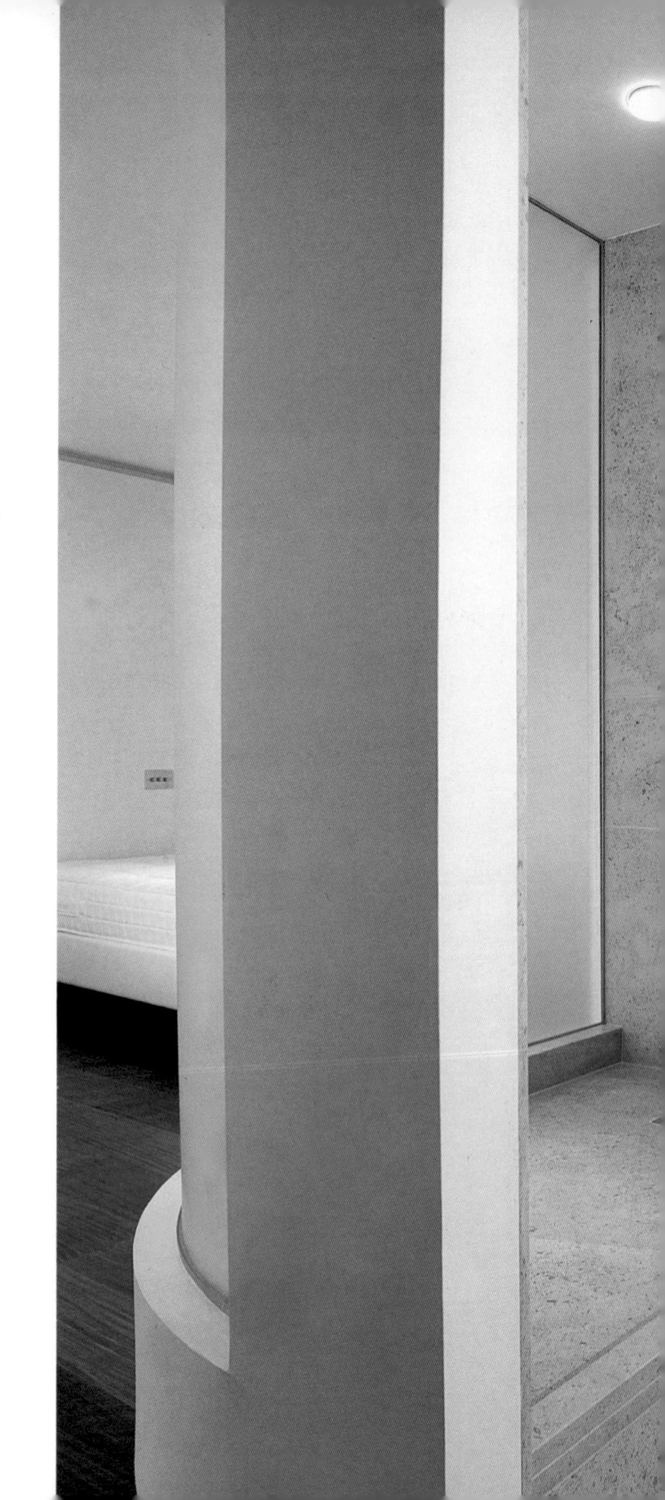

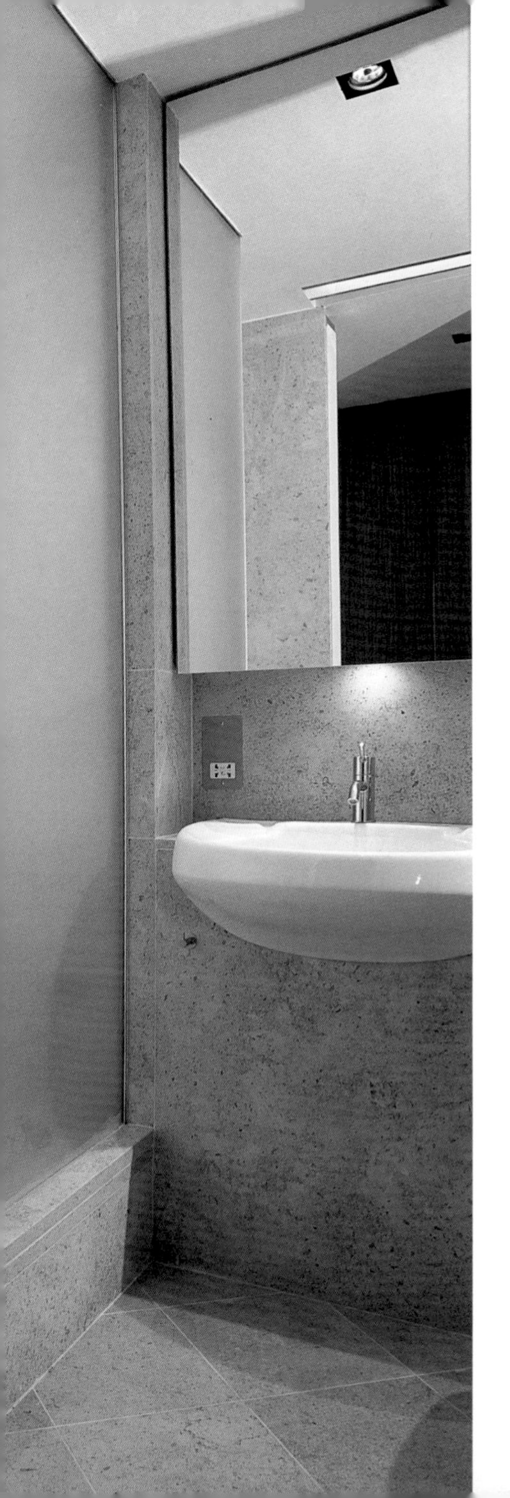

◆ 將一把小蘇打，及大約一百二十五毫升的醋，倒進排水管內，並蓋上一分鐘，最後以熱水沖掉。

◆ 若其他辦法都無效，則將大約六十毫升的百分之三過氧化氫倒進排水管內，等待數秒，讓它反應後再沖掉，您可能需要重複此一過程。

家具及地板用蠟／光澤劑

這些產品看來可能非常無害，有些甚至散發怡人的香味，但其實大部份的蠟劑及光澤劑都會釋出有害的煙氣。造成光澤劑潛藏傷害性的是添加劑，所以要拋棄一切潛在的有害物質，就買一瓶純礦物油，它是有效成份，礦物油在優良的五金店有售，這裡有些點子提供：

◆ 擠點檸檬汁到一小杯礦物油內，使這份自製的光澤劑散發柑橘清香。

◆ 橡木用光澤劑：將半湯匙的糖與一湯匙的蜜蠟，加入半公升的啤酒內，然後燒開，冷卻後擦在木製品上，風乾後，以軟布或雪米皮（chamois leather，譯者按：軟羚羊皮或麂皮）擦亮。

◆ 若要掩飾木製品表面的刮傷，可以胡桃果肉擦拭。

烤箱用清潔劑

市售烤箱用清潔劑是相當強力的化學品，任何人都可以藉由避免接觸它們而蒙受其利，而氣喘患者尤其應避開它們——反應可能因它們而遽發，並且嚴重，以泡打粉（baking powder）及溫水調製成的糊狀物是很好的替代品。

去黴菌與霉菌用的清潔劑

將硼砂與水調和後，置於噴壺內使用。若您的浴室有黴菌問題，試以硼砂溶液清洗牆壁，並讓它留在牆上（硼砂能抑制黴菌生長）；以凡士林或嬰兒油塗抹浴簾底面是抑制黴菌滋生的另一有效辦法。

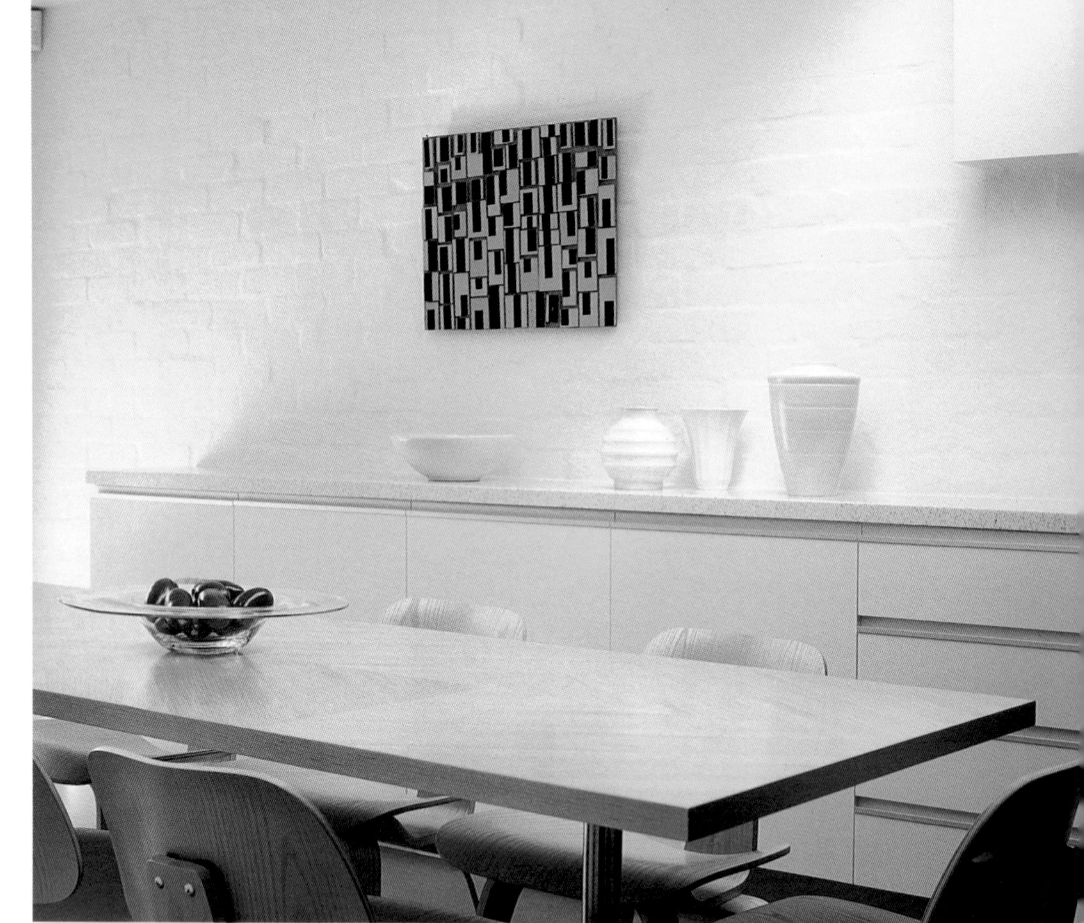

右：若要保持廚房一點污垢也沒有，可時常以熱水和溫和的皂類擦拭表面。微生物只會在敷衍與不頻繁的擦拭情形下增生。

最右：試以環保清潔球進行無漂白水的洗衣程序。

地毯與襯墊式家具用洗潔精

這裡有若干配方，可據以調配出不會使您喘鳴、打噴嚏的自製清潔劑：

- 污漬：硼砂水溶液（試試這個比例：六十毫升的硼砂比七百五十毫升的水）具有神奇的去污效果。
- 紅酒：拭乾後，將小蘇打擦進污漬內，風乾後以吸塵器吸除。
- 油：以玉米澱粉覆蓋一整夜，再以吸塵器吸除。
- 墨水：以酒石（cream of tartar）覆蓋，並擠一點檸檬汁到上面，擦進污漬內，再刷掉，並立刻以海綿沾溫水擦拭。如有必要，可重複過程。
- 油污：以小蘇打覆蓋污漬，輕輕擦進布料的表層下，留待一小時後再刷掉。
- 尿液：以溫水沖洗，再以混合了三湯匙白醋與一湯匙皂乳的溶液塗抹，擱置十五分鐘，再沖洗並拭乾。也可以稀釋的硼砂溶液代替。

◆ 去除氈墊與地毯的霉臭味：以小蘇打及一把薰衣草花覆蓋，擱置一整夜，然後用吸塵器吸淨。若地毯霉味極重，可重複步驟。

乾洗清潔

高氯酸乙烯（percholoroethylene）是乾洗店最普遍使用的化學物質，但它絕非用到布料上唯一有毒化學物質。所幸高氯酸乙烯會蒸發，不殘留在布上，所以若將衣服好好風乾的話，應該是不成問題的。但若衣服送回時仍是潮溼的，污染物會在保護的塑膠物質被去除後釋放出來。（注意：衣服在送還顧客前，向來應該徹底風乾。）永遠將衣服掛在通風良好的地方、或有庇蔭的室外，直到化學物質的味道蒸發掉，數天應該足夠。以下有二樣毒性較小的替代品：

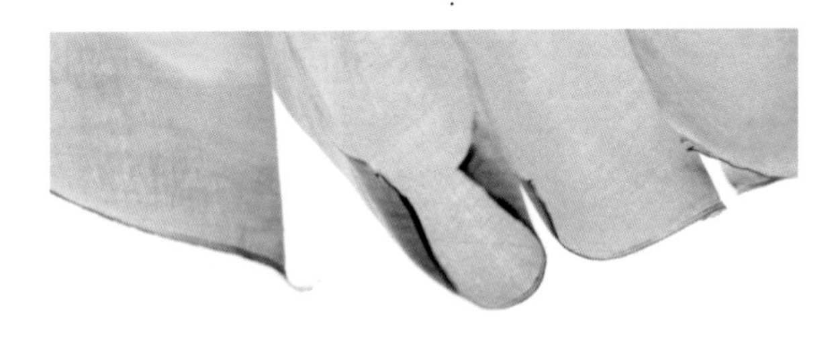

◆ 多效型去漬劑：將一小撮的硼砂溶於五百毫升的冷水中，以海綿將它擦進衣服纖維內，再風乾。若是可洗的布料，可將它浸泡於加水稀釋的小蘇打溶液中（或二湯匙的硼砂與四公升的水），然後沖乾淨。

◆ 若要軟化草、牛奶造成的污漬，可將海綿沾上甘油，在布料表面擦拭，再以溫水沖乾淨。

洗衣機用清潔劑

有二樣很好的替代品，可取代一般洗衣劑中的化學物質：

◆ 環保清潔球：這些塑膠球在洗衣機內跳動，不須清潔劑或肥皂即能去除污垢與異味。每粒球內含有的陶瓷丸可製造能使水份子活躍的氧離子，使它們深入衣服纖維內，以去除污垢。每粒球可重複使用一千次，而且因為沒有肥皂泡沫的形成，所以消費者可藉由縮短沖洗行程而省水、省能源。（若有難洗的污漬或油漬，可加點硼砂。）

◆ 以天然的皂乳或皂絲取代洗衣機用清潔劑。若要克服肥皂渣的問題，可添加六偏磷酸鈉（sodium hexametaphosphate）到清洗衣物內。（添加可郵購的六偏磷酸鈉，能使洗衣時的肥皂用量減半。）

殺菌劑與抗菌劑

自來水管流出的熱水與純皂乳，足以殺死廚房中的有害細菌。如果存疑，可添加硼砂或少許茶樹精油（天然的殺菌劑）到熱水內。

漂白劑與衣物柔軟精

在倒大量含氯漂白水或衣物柔軟精到洗滌衣物內前，請先試試較天然的配方。

- 為使衣物有芳香味，可將手帕沾上幾滴您最喜愛的精油，和衣服一起放進乾衣機內烘乾。
- 含氯漂白水是必須小心使用的產品，所以應換成以高硼酸鈉（sodium perborate）或硼砂做為漂白劑的無氯漂白水。另一種替代方法是，直接使用硼砂，或添加二湯匙的六偏磷酸鈉到洗衣機中。這種素材可溶解礦物附著物與皂渣，並能防止衣服顏色變得不鮮亮。

洗碗機清潔劑

只要有選擇機會，就應愛用超市的環保品牌產品（但有些最佳環保商品只能郵購）。替代做法是使用能溶解油脂、不會在玻璃杯上留下水漬的六偏磷酸鈉，若您不習慣再把碗盤放進洗碗機前先沖洗一番，您需要添加小蘇打與硼砂（各二湯匙）的混合物到清潔劑配出盒內。將兩百五十毫升的白醋加進洗碗機的沖洗區內，可使您的玻璃器皿格外光亮。

洗碗精

洗碗精可能被當做無害的、甚至是對手部溫和的產品行銷，其實洗碗精添加了染料、人工合成香料、或些許阿摩尼亞的洗潔液，要以比較溫和的產品取代您通常使用的洗碗精，這裡有些密訣：

- 針對一般的碗盤清洗，要使用純皂乳，它可以在不傷害您或環境的情形下，照樣達成任務。
- 添加一湯匙的硼砂到水中，油脂便會脫離您的碗盤、瓷器、鍋子。
- 在硬水區，添加二湯匙的六偏磷酸鈉到水中，並將皂乳的用量減半。

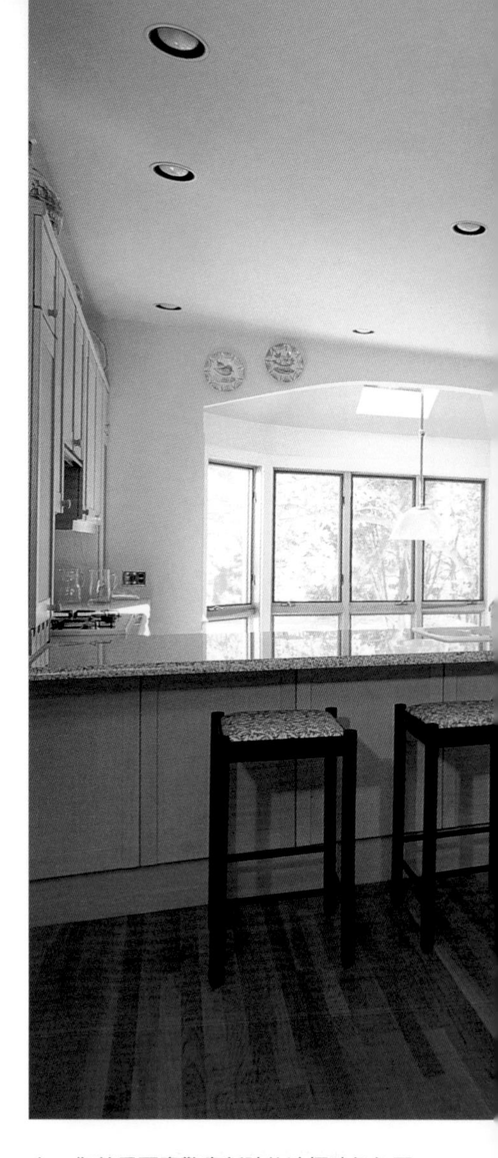

上：您若是不喜歡烹飪時的油煙味久久不散，不妨試試有別於空氣清新劑與插電式去味劑的諸多替代品，如點香精油、在窗臺上種植薄荷或羅勒，或擺上幾盆丁香、肉桂枝（cinnamon stick），或在盆內擱些柑橘皮或檸檬皮，以小火煮上一小時。

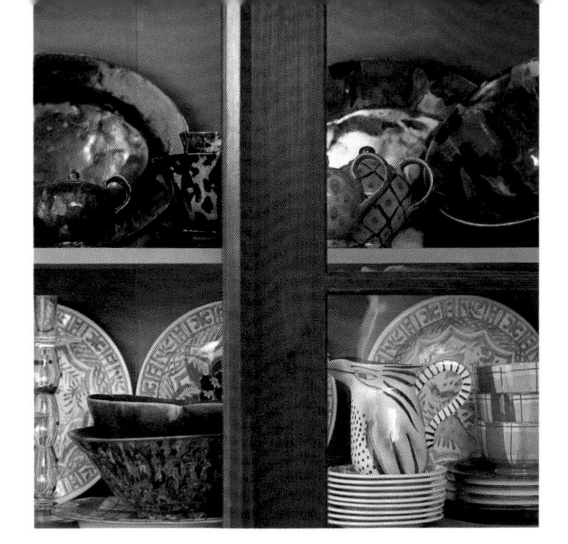

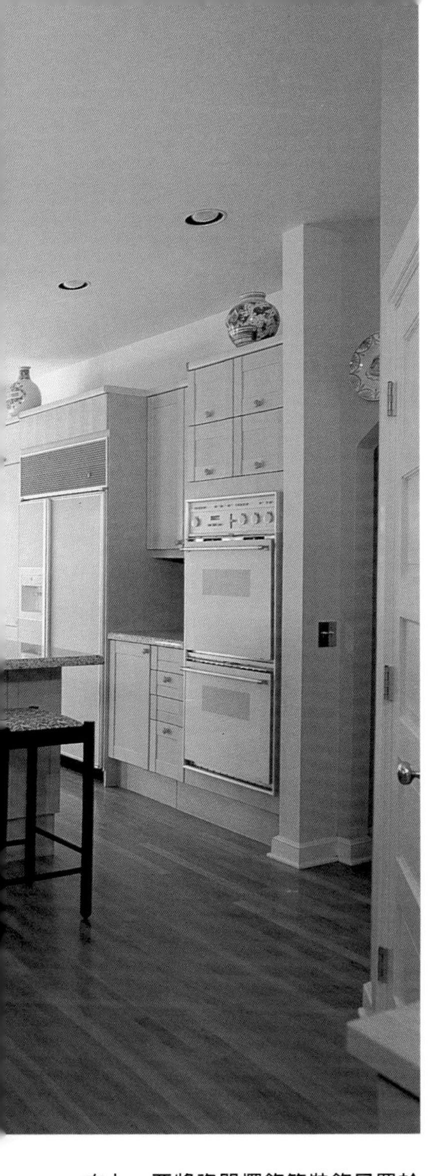

右上：要將瓷器擺飾等裝飾品置於玻璃櫃內，以收灰塵最少、塵蟎最不易增生之效。

玻璃用清潔劑

想要擦出無水漬的窗戶與鏡子，試試以下方法：

- 以一份水混合一份醋，將它噴到玻璃上，然後以乾布或揉縐的報紙擦掉，這個溶液很有效，但若到頭來出現的是一些紋路，就不要再用，可從您平時用的清潔劑中選擇蠟類來用，再沾一些純酒精，來擦拭掉窗户上的這層薄膜。

瓷器用清潔劑

以沾了酒石的布擦拭表面。

石灰鱗屑去除劑

將一張紙巾浸泡到醋内，然後將它覆蓋在欲清除處，一小時後再沖淨。

噴霧劑

若在日常的清潔程序上，您只想對健康做一項讓步，那麼就做這項吧：丟掉所有家用噴霧劑，以市售的液態或固態產品取代。噴霧劑對氣喘患者尤其有害，而它們其實對人人都有害。

石灰鱗屑

這裡有二個簡單的方式，可用來溶解堵塞蓮蓬頭的一層層石灰鱗屑。金屬的蓮蓬頭可以在一百二十五毫升的醋與一公升的水混合成的液體內煮上十五分鐘。若要清潔塑膠的蓮蓬頭，則可將之浸入一份醋與一份熱清水的混合液內。

蟲害控制

若您就是不想在夜晚，與縈繞著頭、匍匐前進，還嗡嗡叫的東西分享生活空間的話，請求助大自然，而非化學，便能使府上成為常見室內害蟲的禁地。首先要去除昆蟲的食物來源、乾涸牠們的水源、清理牠們喜歡躲藏的雜亂處，以使牠們感到不受歡迎，乾涸牠們水源的方法是修好漏水的水龍頭，並疏通堵塞的排水管，接著要穿上圍裙、捲起袖子，煮一頓無毒殺蟲劑大餐！

小心那些以「綠色」或「有機」字眼行銷的殺蟲劑，它們可能含有一項「天然的」成份，但這可能在產品中只佔少許比例，而其餘部份可能是人工合成且有害的，要仔細閱讀標籤。若您必須使用市售的殺蟲劑時，也要選擇液態的，粉狀的容易被空氣傳播，而且可能被吸入肺內。替代物品：試試沾黏式捕蠅紙（是色彩鮮艷的條狀產品，在捕捉飛蟲上甚具功效）、硼酸陷阱、矽凝蠟陷阱、電擊式捕蟲器、捕蟲燈或含有辣椒、大蒜、皂質石灰的噴劑，在驅蟲上極為有效。自製殺蟲劑用於寵物與兒童週遭，要安全得多，在此有一些建議：

螞蟻

- 為了使螞蟻進不了屋內，可在牠們進屋之處，撒上粉狀的紅辣椒、甜紅椒（paprika）、乾燥的歐薄荷（peppermint）或硼砂。
- 替代物：在屋外四週種植薄荷，螞蟻討厭它的氣味。
- 以滾水或肥皂水沖之，能殺死窩藏在室外地面下的螞蟻，諸如天井地面下、鋪石之下。
- 勿將食物儲存在有螺旋式瓶蓋的罐子內：螞蟻有辦法沿著相連的螺紋進入罐內，只採用有橡膠封環或密合蓋（有塑膠墊圈）的玻璃製食物容器，塑膠容器應有密合蓋。
- 硼酸誘餌會被四下劫糧的螞蟻攫獲，一部份一部份地吃下去，並搬回巢穴內，可在容器內的食物上撒少許毒藥，這個容器要有個有孔的蓋子，以方便螞蟻進出，撒少許的這種毒餌在食物上。
- 些許摻有除蟲菊粉（pyrethrum）的家用肥皂水可殺死一些螞蟻，並迫使其餘螞蟻搬家。
- 以凡士林或管線膠帶（duct tape）封住螞蟻的禁地（包括盆栽）：螞蟻無法越過有黏性的阻隔物。
- 將寵物餐盤放在「護城河」內，以防止螞蟻入侵。

蟑螂（見第四十八頁）

蒼蠅

- 將等份的砂糖、玉米糖漿、水放在一起煮，來自製捕蠅紙。將厚紙沾上冷涼後的溶液，若沾得太多，要將多餘的滴到水槽內沖掉，然後把紙懸掛在您選

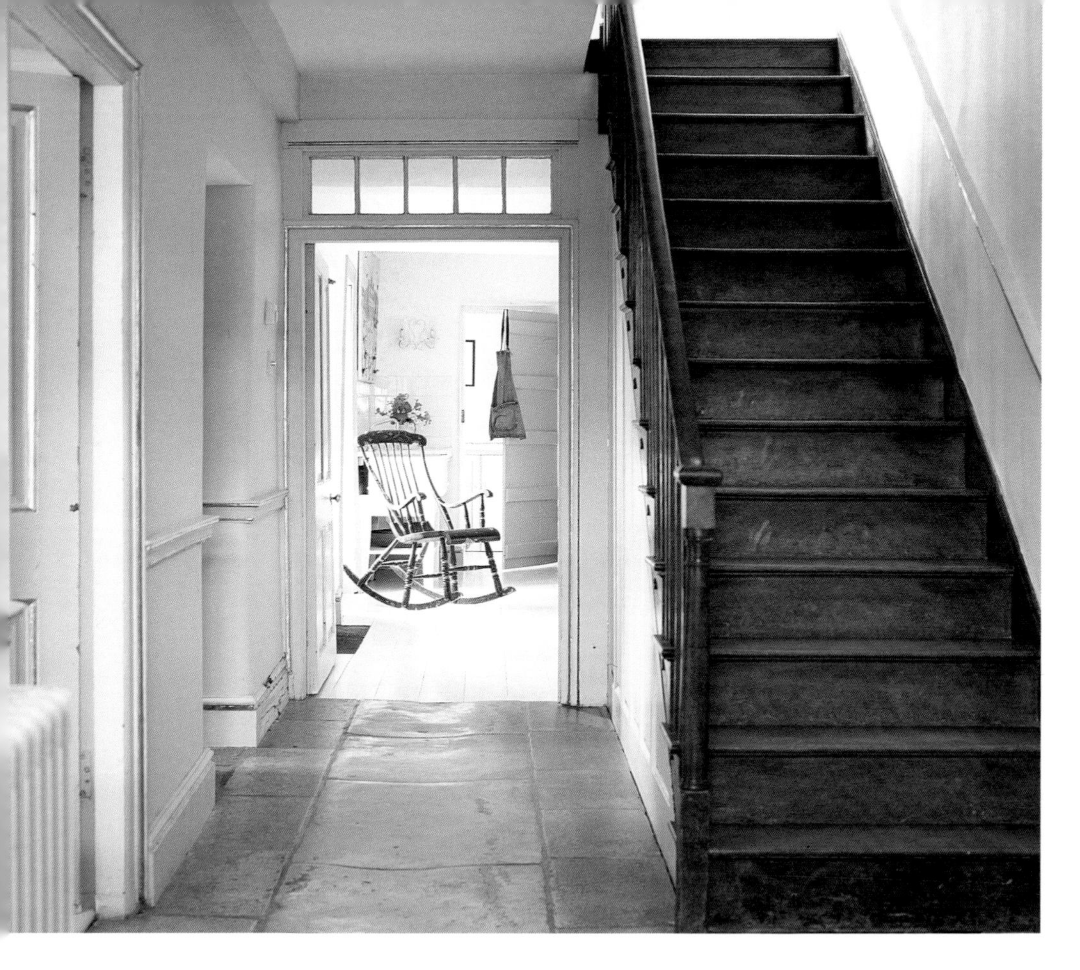

若螞蟻已頑強地在府上殖民，可在牠們可能出沒之處擺上含有硼酸（一種天然產出的礦物，和其它殺蟲劑比起來，急性劇毒性（acute toxicity）較低）的陷阱。螞蟻會攝食部份到胃內，並在回巢的路上，將其餘部份傳給殖民地內的其牠同伴。

好的地方，蒼蠅會立刻被這項美食吸引而來，並動彈不得。

◆ 在房間四週懸掛丁香（cloves）、或削些橙皮／檸檬皮來防蠅。牠們受不了這些氣味。

蚊子

市面上售有一些香草植物類驅蟲劑，其中很多含有香茅油。若您較喜歡自製，這裡有些簡單的溶液可製作：

◆ 把醋擦在外露的皮膚上。

◆ 以蔬菜油為主要成份，混合數滴下列精油：穗花薄荷（penny royal）、香茅、歐薄荷、尤加利、迷迭香、艾菊（tansy），搖勻後擦少許到皮膚上，像擦香水一樣。避免將此混合液沾進眼睛內，要存放在陰涼處。

◆ 點香茅蠟燭。

◆ 在窗外種植羅勒（basil），這個做法可以防止蚊子入內。

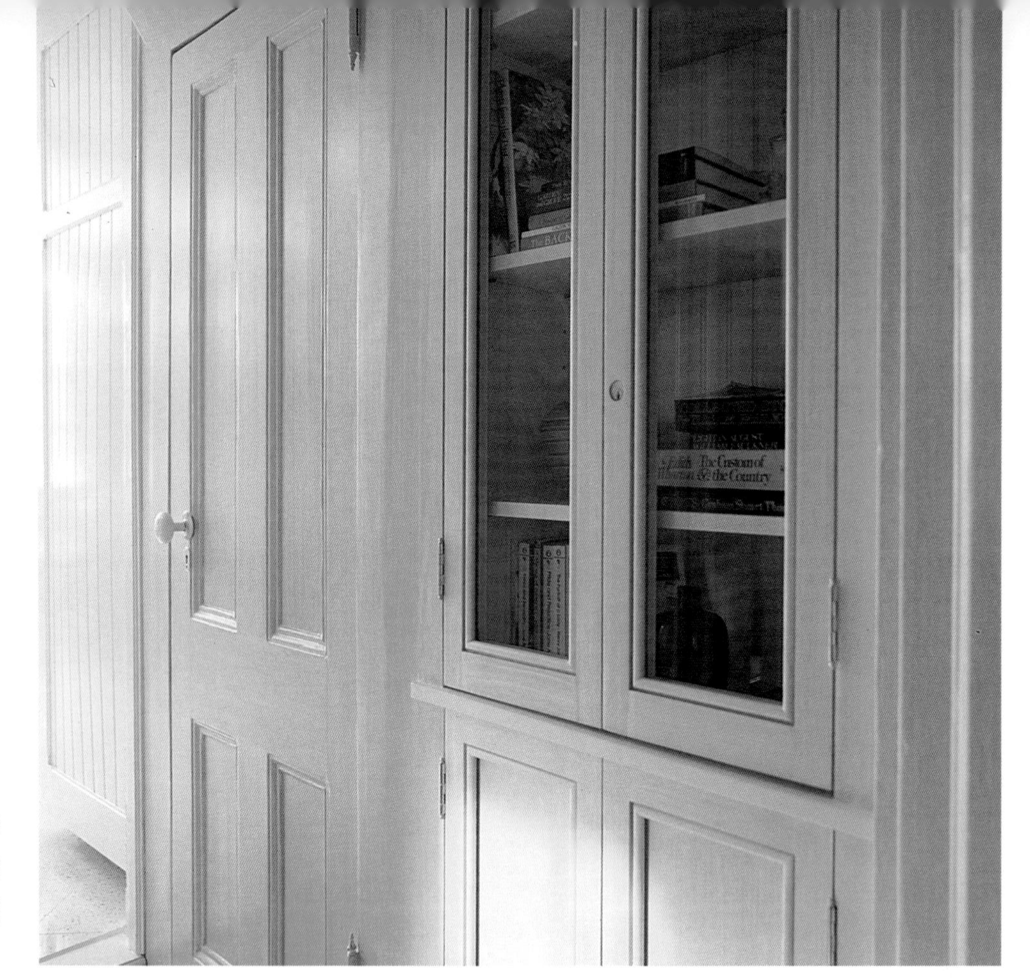

右：天氣回暖時，要洗淨冬天的毛織衣物，以殺死蠹蟲，再收進置有天然驅蟲劑的櫥櫃內。

蠹蟲

幸而市面上有許多針對傳統、特別難聞的防蠹丸而設計的替代品，在大型百貨公司或一些乾洗店有售，通常是含有薰衣草一類的香草植物或香柏油／碎片／針葉，這些天然替代品中最難得的是它們的香氣，驅蟲的同時，卻也怡人。

◆ 以乾燥的薰衣草（或等份的乾燥迷迭香與薄荷），自製驅蠹香氛袋。

◆ 在將冬衣收藏到衣櫃前，要先洗去衣服上的蠹蟲幼蟲。會損害衣服的蠹蟲太小，人們難以看見牠們，但其實吃布料的正是這些幼蟲。

◆ 將衣服真空包裝。有許多塑膠袋類型可以選購，它們可與吸塵器連接。

頭蝨

這些頭蝨只長在人類的頭上，飽食人血，因為牠們不會飛，所以是藉由極近距離的頭部接觸傳遞開來，咬傷之處並不痛，但牠們的唾液能引起造成搔癢的過敏反應，抓癢會損傷皮膚，並成為細菌的入口，四至十六歲的兒童最易有頭蝨的煩惱，而且頭蝨往往會在全家擴散開來。市面上不乏專門控制頭蝨的有效化學產品，不過它們在孩童身上的毒效愈來愈引發關切。

無毒的替代方法是藉由擦橄欖油到頭髮內，並載上浴帽，一整夜過後再洗掉，以殺死頭蝨。

動物跳蚤

最常見的是貓跳蚤，但狗跳蚤也十分普遍。牠們產卵於貓或狗宿主的身上，正被孵化的幼蟲則掉進氈墊、被單、家具內，還有地板裂縫之間。貓跳蚤無法在人身上生存，但牠們卻會恣意咬人，大部份的咬傷只在小腿中間往下的部位，而且通常呈現出紅色小疙瘩狀，往往三、四個一排。有些人（與寵物）會對跳蚤咬傷產生過敏反應，當跳蚤成為問題時，要避免使用有毒性的殺蟲項圈、藥皂、粉劑、噴劑、「炸彈」（譯者按：氣霧式噴灑筒），反而應試試「美國反濫用殺蟲劑全國聯盟」建議的解決方法：

- ◆ 每天以吸塵器打掃房間，並勤於更換集塵袋。
- ◆ 若您將出門二、三天，可留一盞燈，燈泡直接朝向一個裝有肥皂水的容器內，跳蚤會被燈光吸引，而栽進水墳。
- ◆ 採用有殺蟲劑功效的脂肪酸肥皂。
- ◆ 以含有烯（limonene）的洗髮精或噴劑驅除跳蚤，它是柑橘類水果的萃取物。
- ◆ 將少許硅藻土（園藝中心、五金店有售）撒在寵物平日躺在上面的氈墊與襯墊式物品上，它可磨損跳蚤的外殼，造成跳蚤的乾癟與死亡，應該小心使用，不要吸入硅藻土的塵粉。

驅昆蟲劑

驅昆蟲劑除蟲菊酯（pyrethrin）是從除蟲菊衍生而來的，除蟲菊是由碾碎的乾燥花白花除蟲菊（Chrysanthemum cinerariifolium）萃取而來的。人工合成的叫做擬除蟲菊酯。雖然對昆蟲有毒性，而且能使魚類死亡，但除蟲菊酯與擬除蟲菊酯對哺乳類動物的急性劇毒性皆很低。商店內買到的成品之所以有問題，是因為它們含有其他有毒的殺蟲劑。比較安全的做法是，購買郵購業販售的除蟲菊酯粉，並以最天然純粹的方式善用它。

下：如果您有讓狗兒睡在您床上的習慣，您可能會有興趣知道跳蝨不厭做出大肆咬人之舉。

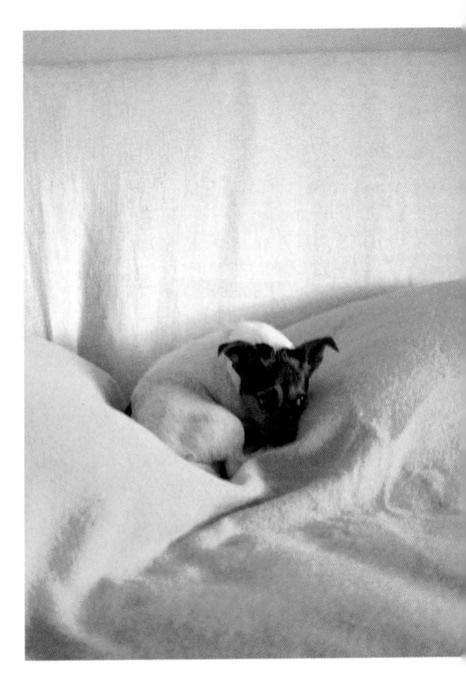

水

從英國國內的自來水水龍頭流出的水質，必須符合歐洲法律規定的五十七個參量，詳細規定可以在下列這個網站中找到：www.dwi.detr.gov.uk。若您對於府上自來水水龍頭出水的品質有意見或疑問的話，請聯絡您當地的水公司。

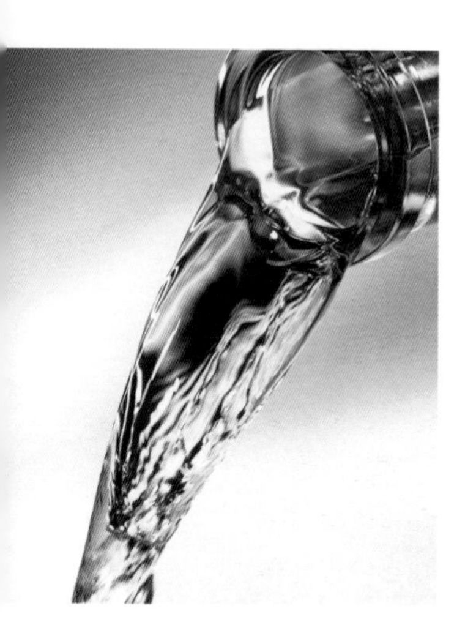

上：若您懷疑府上有鉛製水管，請飲用瓶裝水或過濾水。

右：雨水在流進府上廚房水槽內之前，已有變得極不純粹之虞。來自工業與農業方面的沈澱物、重金屬、化學物質，已經一路上被夾帶到雨水中。

直到一九七〇年代危險金屬鉛被發現會溶解到水源內之前，鉛管仍是規定的材質。現在幾乎所有與私人住宅週邊集水區連接的水管都是塑膠、水泥或金屬製的。（同時期，鉛也從汽油、錫銲罐中被剔除了。）不過，更新連接街區管路與住宅水龍頭之間的管材則是各屋主的責任。所以，若您的房舍建於一九七〇年以前，而且當時沒有人思考這回事，那麼府上的自來水便有不是無鉛水的可能，要是這般情形，強烈建議您僱請一位水電人員更換水管（尤其如果您習慣飲用未過濾水的話）。

瓶裝水

瓶裝水通常裝在三種類型的容器內銷售：玻璃、一種叫做PET（聚乙醇對苯二甲酸酯【polyethylene terephthalate】）的塑膠、聚氯乙烯，後者往往是不透明的。「綠色和平」一類的環保團體建議消費者購買時以玻璃瓶裝的為首選，並要避免購買聚氯乙烯瓶裝的，因為從塑膠中釋出溶解到瓶內的有毒化學物質太有危險性了，以致不能忽視它，而且聚氯乙烯無法回收。

人們選擇瓶裝水既是因為認為它比自來水好喝，也是因為相信它比較乾淨。然而，在第二個原因上，消費者有時被誤導了，因為所謂的純淨極易因瓶而異，這裡有關於標籤閱讀的一堂扼要課程，有助您買到合適的瓶裝水。

餐桌用瓶裝水

「餐桌用瓶裝水」一詞描述的是來自一個以上源頭的瓶裝飲用水，裝瓶公司獲准在該水賣出以前，可進行修改該水組成成份的程序，而且有時礦物鹽也添加進去，許多消費者不知道的是，餐桌用瓶裝水往往是過濾的自來水。如果可以信賴水源是乾淨的，或者裝瓶公司使用適當的過濾器來進一步淨化水質，則不是糟糕的選擇，然而，有些餐桌用瓶裝水的含氟量，

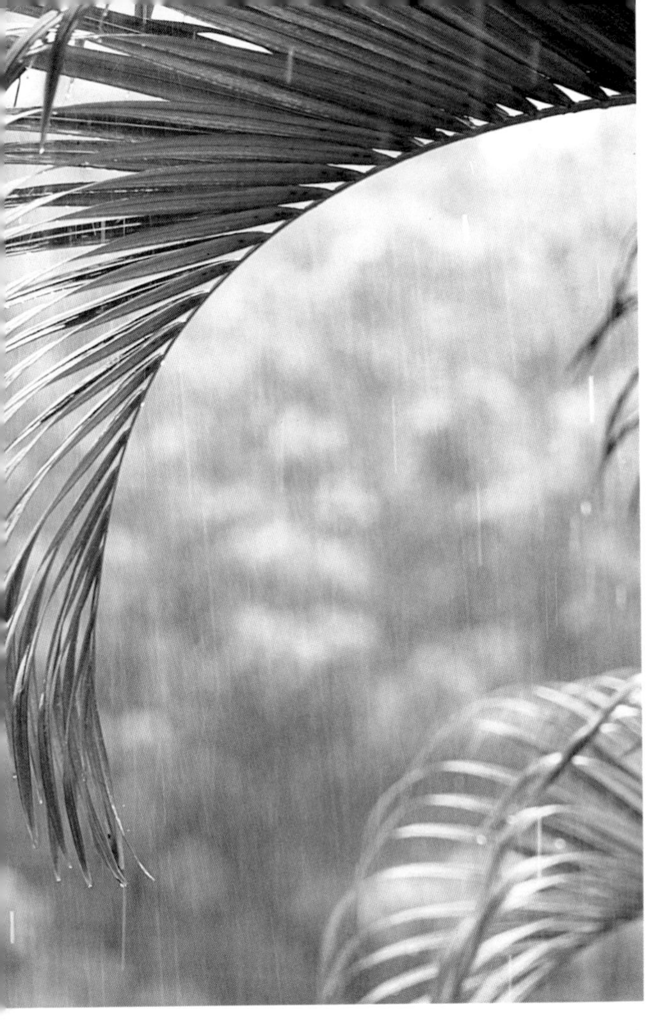

超過自來水的含氟量達數倍之譜，也有些瓶裝水已被發現含有高出歐盟規定甚多的細菌、硝酸鹽或鈉。

礦泉水

瓶裝水中最好的是礦泉水。歐洲的法律規定任何標示為礦泉水，並於歐洲銷售的瓶裝水，必須來自指定的地下水源，該水源必須已受保護，而無任何類型的污染，該水源除了可以有氣泡（碳酸化作用），或去除砂粒的過濾程序外，必須未經任何處理，它必須是在水源處裝瓶，並以防拆封瓶蓋封妥的。

泉水

泉水與礦泉水類似，除了可能經過處理外，但只要這處理不影響它的組成便可。經過許可的處理包括過濾、用臭氧處理（ozonisation），以便使它更清潔，並使碳酸氣飽和（aeration）。

濾水器

市售濾水器並非都相同，有些去除水中微生物；有些去除砂粒一類的粒子；有些則是溶解氟化物一類的固體。基本上，市面上有三種類型：蒸餾器型、逆滲透型（二者都能去除粒子，並溶解固體）、去除揮發性化學物質的活性碳型。要根據影響您水源的污染物來選擇濾水器，若要讓府上的水受檢，您可聯絡環境健康部門，他們會用本身的設備檢驗，或提供府上鄰近地帶的化驗室之名單。

許多人選擇以濾水壺來清潔水質，這往往不昂貴，而且通常能夠除氯，但它們並非是免保養的，如果沒有保持絕對的清潔，就可能成為受污染的濾水壺。針對水中污染物的較大規模解決方法，是安裝精密型濾水器，有些機型在水槽內接附水龍頭，或接附蓮蓬頭，使用它時便能淨水，與槽下型的做同樣的工作，但它們不在視線範圍內，也有些裝置是從水進到府上的那一瞬間開始淨水，再從每個水龍頭，提供乾淨的用水。

藥物

大地之母惠賜了我們形形色色的草藥、水果、球根作物、蔬菜。讓我們以比正統醫學溫和的方式，用它們來治療不具生命威脅性的病況，這裡有個扼要的指導，有助您熟悉一些最天然的健康藥物，這些藥物對經常使用正統藥物的過敏病患者與頭痛患者尤其有效。

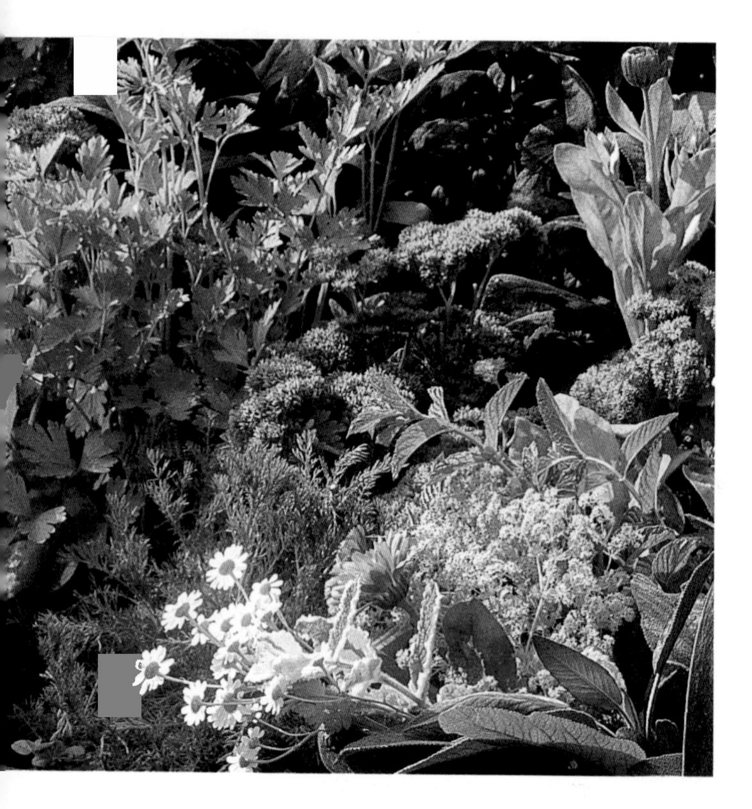

上：當您可以來杯香草茶緩解症狀時，為何還要吞藥丸呢？自然療法往往對身體較溫和，而且副作用少之又少。

右上：繡線菊是天然止痛藥之一。

以天然藥物治療疾病時，不只選用最好的藥材是件重要的事，讓它們對您身體產生最大好處的方式備製它們，也很重要。以下所列的藥材中，有些當做茶飲效果最佳(以滾水沖泡，再過濾到杯內)，有些則是最適合當做錠劑或糖漿吞服。建議讀者尋求關於以下各藥材的最安全與最有效應用方面的建議：專業書籍能提供很好的建議，銷售這些產品店內受過訓練的助理也能提供之。

一般感冒與咳嗽

非處方的咳嗽劑不適合長期使用，而有氣喘、氣腫等肺臟病況不應使用。鎮咳劑藉由壓抑腦內咳嗽中樞的活動力，來暫時抑制咳嗽的衝動，其他治咳藥物可緩解喉嚨與支氣管內的不適，以減少咳嗽的必要。

針對感冒引起的咳嗽，最佳治療方法之一是，縮短感冒病毒的壽

小心

若症狀持續或更糟，應在試圖自療前先徵詢您的醫師或過敏專科醫師。懷孕婦女在準備進行牽涉精油、藥草或任何其他天然藥材之使用的治療方法前，應先徵詢醫師。有些天然治療方法已被發現與流產之發生有連帶關係。

命，感冒期間藉由每天服用許多維他命C，可以達成這點，有些人相信藉助又熱又辣的湯，還有飲料，能促進排汗，而將它們排出體外，藉以縮短感冒與咳嗽的病程。不過，若您有經久不癒的咳嗽，仍應就醫，氣喘可能是任何持續數週的咳嗽之潛伏病因，而且沒有任何自我醫治是適當的。

感冒

- 能提升免疫力的香草植物包括亞洲人蔘（Asian ginseng）、紫錐花（echnacea）、白毛莨（goldenseal）、牛膝草（hyssop）、椴樹（linden）、野生靛藍（wild indigo）。
- 疑似有抗病毒特性的天然藥物包括鋅（zinc）、接骨木莓（elderberry）、白毛莨、馬蘿蔔（horseradish）、沒藥（myrrh）、俄勒岡葡萄（Oregon grapes）、松蘿（usnea）、野生靛藍。
- 若要減輕鼻塞狀況，可以添加幾滴薄荷或尤加利精油到熱水中，進行熱浴。
- 繡線菊（meadowsweet）是柳酸（salycylic acid）（阿斯匹靈）珍貴來源，能緩解疼痛與消化病症。

咳嗽

- 已知能緩解支氣管炎及其他輕微病況的藥材包括：野生櫻桃（wild cherry）、蜀葵（marshmallow）、茅膏草（sundew）、款冬（coltsfoot）。
- 對付刺激性的咳嗽，可試試松蘿或紅榆（slippery elm）。
- 要治療乾咳、痙攣性咳嗽，可試試百里香（thyme）（最好綜合茅膏草一起使用）。

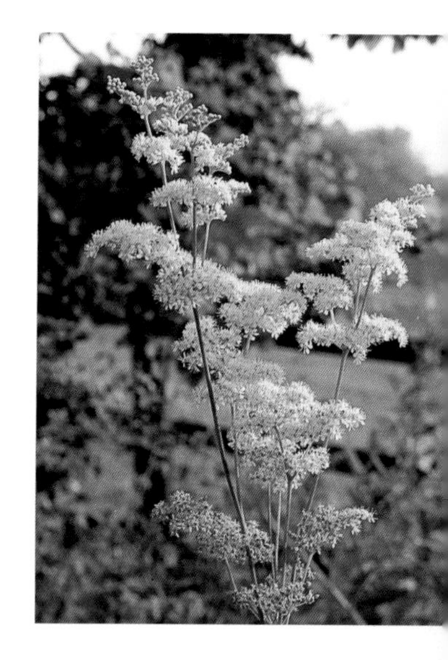

便泌

如果吃乾李（prune）等脫水水果無法緩解狀況，不妨試試洋車前（psyllium husks）——它是一種做為安全有效輕瀉劑使用的天然物質。曼德拉草（mandrake）、葫蘆巴（fengugreek）、亞麻子（flax seeds）、歐亞甘草（licorice）、番瀉樹（senna）樹葉、藥鼠李（cascara）樹皮、蘆薈乳膠都被視為天然的輕瀉劑，不過蘆薈藥性很強，應小心使用。研究顯示，葉綠素這種負責形成植物綠色部份的物質，可能能夠緩解便泌等諸多胃腸問題。

心口灼熱與消化不良

解酸劑（antacids）的一種有效又天然的替代品是海藻酸鈉（sodium algenate）錠，健康食品商店有售。野墨角蘭（wild marjoram）據說對緩解消化不良、急腹痛（colic）、脹氣效果不錯，還能健胃。挪威甘菊（camomile）據信能緩解消化道內的黏膜發炎或黏膜刺激感。歐薄荷、茴香子（fennel seeds）、茴香根（fennel roots）、蒿（caraway）據說也能緩解消化不良。

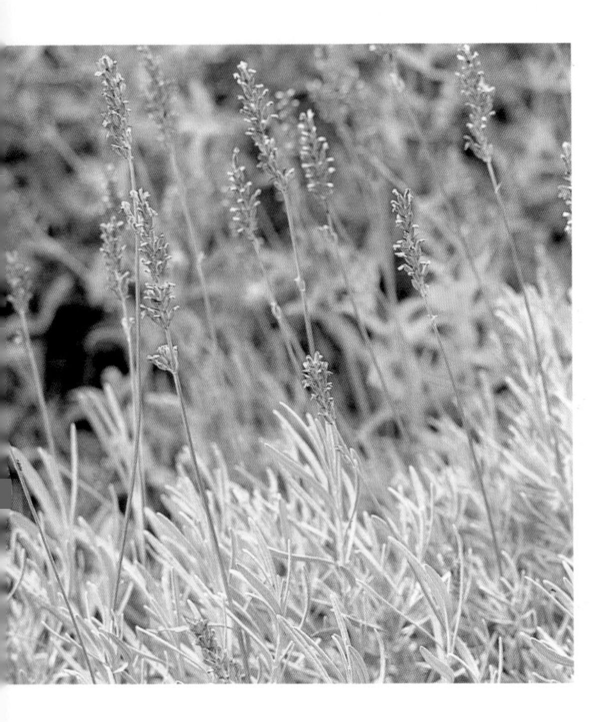

上：薰衣草有絕佳的鎮靜功效，而且已知能使人安眠。

右上：可於早晨將香草茶泡好，然後冰進冰箱裡，當做清涼的飲料。

失眠症

以下的香草植物據信是睡眠的有效促進劑：拖鞋蘭（lady's slipper）、挪威甘菊、纈草根（valerian roots）、貓薄荷（catnip）、黃芩（skullcap）、西番蓮（passionflower）、香蜂草（lemon balm）、聖約翰草（St. John's wort）、卡法椒（kava）、蛇麻草（hops）。薰衣草精油具有鎮靜功效，也有助於改善某些失眠症的情形，有些人發現飲用一杯薰衣草花茶和服用一顆精神安定劑（transquilliser）一樣有效。對某些人而言則是，一杯牛奶能發揮神奇的效果，牛奶含有阿摩尼亞酸一類的L－色氨酸（L-tryptophan），它能被人體轉換成幫助睡眠的化學信使：血清素（serotonin）。

噁心

貓薄荷與香蜂草被普遍視為能抑制噁心的優質香草植物。歐薄荷或留蘭香（spearmint）茶據說能健胃、安胃，茴香與蒿據知也能為很多人帶來緩解。有論據的是，薑是對付噁心與晨吐（morning sickness）的最天然藥劑。

止痛藥

止痛藥是普遍使用的非處方藥，但撲熱息痛（paracetemol）與阿斯匹靈對某些人有不良的作用，阿斯匹靈特強，而且會干擾凝血作用，它也能誘發或惡化消化性潰瘍，並造成胃出血。二藥皆能誘發過敏反應。

有些香草植物浸出液在逆轉或抑制頭痛病情上，被認為極具效力。經證明可當做茶喝的有效香草植物包

吉拉索蘆薈（aloe Vera）

蘆薈的抗發炎與抗組織胺特性說是能有效減輕溼疹、皮疹、敏感性皮膚、灼傷、痤瘡、帶狀疱疹、鵝口瘡、癬、創傷、水痘造成的不適。這種天然成份是從百合／洋蔥科的一種多汁植物衍生的，而且既被做成皮膚治劑，也被打成果汁販售。蘆薈果汁有益氣喘患者及慢性疲勞症候群的患者。

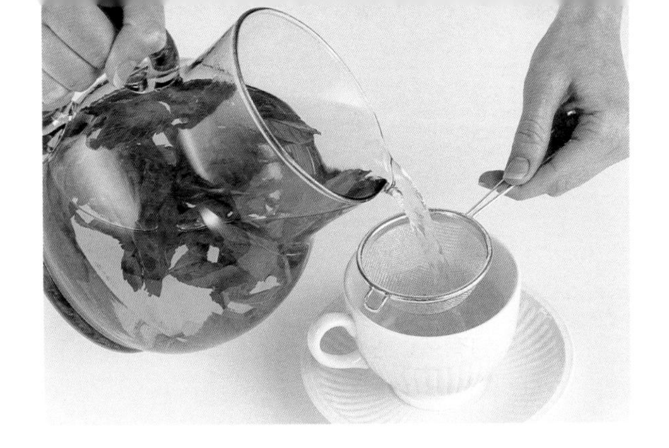

括：貓薄荷、歐薄荷、迷迭香、香蜂草、香菫菜(blue violet)、大黃(rhubarb)、百里香、馬鞭草(vervain)、接骨木(elder)、墨角蘭、爐甘石(calamine)、水飛薊(holy thistle)。若要退燒，可試試耆草(yarrow)、馬鞭草、貫葉澤蘭(boneset)或伏牛花果(barberry berry)茶。

把cayenne pepper這種紅辣椒粉添加到少許溫水、牛奶或您偏愛的茶中，據說有助於對抗頭痛，有些偏頭痛患者非常讚賞甘菊(feverfew)香草，有些人發現喝一杯蕁麻(nettle)茶能緩解竇性頭痛(sinus headache)。

藥物過敏症

若您發現自己對藥物過敏，請找一位專科醫師藉由皮膚針刺試驗或貼布試驗找出侵犯物質。(見第三十六及三十七頁)

- 一旦診斷出有藥物過敏症，就要接受您永遠不能再服用該等侵犯物質一事。不過，幾乎每個病例中，都有有效的替代品存在。
- 若您對阿斯匹靈過敏，永遠要避免含阿斯匹靈與乙醯水楊酸(acetylsalicylic acid)的藥物。
- 若您對任何藥物皆過敏，要考慮配戴一只會顯露這項訊息的腕帶，它能在醫界急救時挽救您的性命。
- 若您對過敏的藥物無法避免，請考慮進行免疫療法計劃(見第四十一頁)，它可能是絕對必要的，例如：如果您是糖尿病患者，並對胰島素過敏的話。

化妝品過敏症與食物過敏症

有報告指出，食物過敏症是皮膚接觸食物過敏原所致，而發癢的皮疹、蕁麻疹、打噴嚏、喘鳴或呼吸急促，是其常見症狀。化妝品與美容產品中採用了許多會引起過敏的成份，但這些成份往往偽裝在艱澀的用語之下。「化妝品成份國際專用術語」(The International Nomenclature of Cosmetic Ingredients)已規格化了化妝品成份的名稱。包括食品衍生物在內。不妙的是，此一標準化推行運動所採用的術語，是十八世紀拉丁語的再現。這裡提供給您從其術語對照表中摘錄的一些重要成份：

- **蛋**：*Ovum*
- **奶**：*Lac*
- **花生油**：*Arachis hypogaea*
- **杏仁**：*Prunus amygdalus*
- **胡桃**：*Juglans regia/nigra*
- **巴西堅果**：*Bertholletia excelsa*
- **榛果**：*Corylus rostrata/Americana/avellana*
- **芝麻粒**：*Sesamum indicum*
- **豌豆**：*Pisum sativum*
- **椰子**：*Cocos nucifera*
- **混合魚油**：*Piscum iecur*

尿布

若對健康的關切不足以使您轉而使用「綠色的」尿布，那麼費用或可成為第二個可能促使您改變的動機：可洗式尿布長期使用下來，可能花費較少。目前布製尿布的樣式與尺碼眾多，具有伸縮性腿部摺邊與腰帶，還有押鈕或魔鬼粘黏扣，固體廢物可以集中到可生物分解的薄紙內丟棄（為了更大的吸收力，可以添加輔助墊），而且該布本身通常是柔軟又透氣的，可在家中洗衣機內清洗與消毒，甚至可以由專門清洗尿布的業者到府收送（要避免購買聚氯乙烯製防水外褲）。若您實在無法忍受換用布製尿布，也要試試新一類的環保型丟棄式尿布，它不含膠、香精、染料、漂白劑（但有點僵硬）。

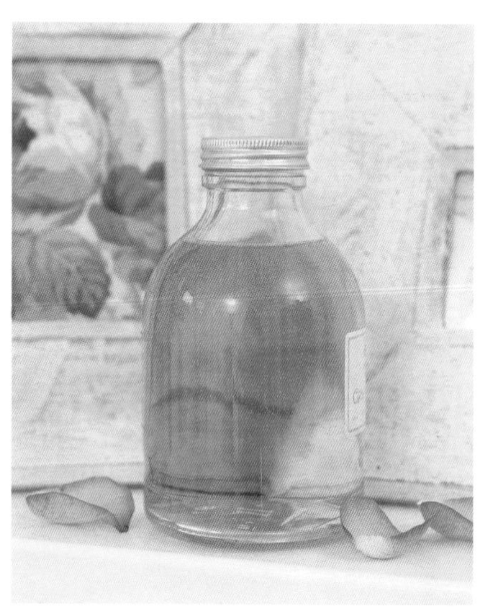

右下與右上：比精油更能深度保溼的物質沒有幾個。所有天然油都富含精油，所以您可添加幾滴您最喜愛的精油到自製品內，來創造個人專屬的保溼劑。

美容產品

若您最近已逛過當地的健康食品商店，可能會對標榜「綠色」的美髮與美容產品之多歎為觀止，雖然這些產品確實能提供某種程度的天然性，但值得注意的是，完全天然的產品沒幾樣，而且許多產品至少含有一些石化衍生物，一項替代做法是，您可購買天然材料，自製您喜愛的美容產品。

防臭劑

要選擇以抑制形成異味的細菌於體內生長而作用的防臭劑，不要選擇藉由遮蓋或堵塞毛孔來作用的防臭劑。要避免含有氯化鋁水合物（aluminum chlorohydrate）的防臭劑。

收斂水與化妝水

以伏特加取代酒精基配方，伏特加可以真正發揮收斂的功能，又不會乾化皮膚或引起皮膚反應，將冰挪威甘菊茶與冰薄荷茶輕拍在皮膚上，同樣可收溫和收斂之效。

保濕劑

輕拍些許橄欖油於皮膚上，可為皮膚帶來營養的水份補給。若您不想讓自己聞起來像是一盤打翻的沙拉，不妨試試以杏仁（apricot）（或桃子【peach】）、鱷梨（avocado）、琉璃苣（borage）、或荷荷芭（jojoba）油代替。

護髮霜

攪拌一個蛋黃，打到均勻、色淡為止，滴上半湯匙的橄欖油，然後緩緩加上約一百八十毫升的溫水，將它按摩到髮內，靜待五分鐘後，再以溫水沖淨。

臉部與身體洗滌用品

您可能知道這些洗滌用品包括了清潔乳、洗面皂、清潔露、洗滌精或平淡的老式香皂，卻不知道在這些專門用來清潔您皮膚的產品之間，存有極大的化學差異，要儘量選擇人工合成物質含量少之又少的清潔用品，而且要獨鍾百分之百植物油香皂。

能使優質香皂優於魚目混珠香皂的成份包括：蓖麻油（castor oil）、可可脂油、天然維他命E、獸脂油、橄欖油、棕櫚油。

泡沫浴

一場泡沫浴是生活裡難得的樂趣之一，其實您還是可以在不日漸危害健康的情形下，盡情享受泡沫浴，若您居住於軟水質地區，添加少許的皂乳到自來水中，即可洗個泡沫澡，若府上的水質是硬水，不妨以添加六偏磷酸鈉、皂乳、幾滴香精油來軟化水質的方式，盡收泡沫浴之效。

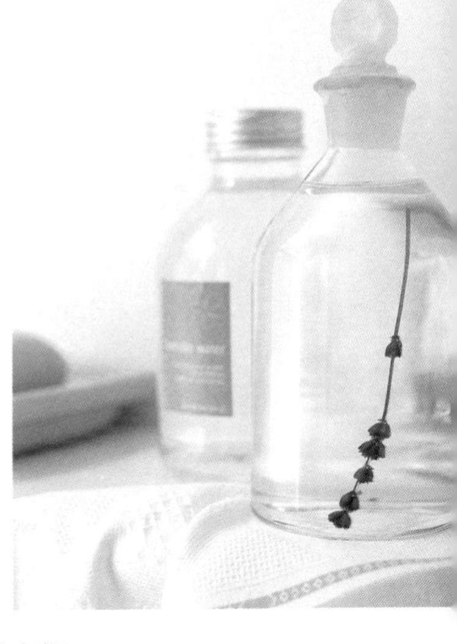

化妝品與皮膚過敏症

有易過敏皮膚狀況者，往往尋求專門的清潔產品、乳液、保溼劑、軟化劑，來緩解部份症狀。這裡有一些要訣，有助溼疹、化學物質敏感性或香水過敏症患者找到最適合他們的產品：

- 若您患有溼疹，則我們的去除美妝用品的天然與人工合成香精成份之呼籲，絕非言過其實。這項建議不只有利您的病況，您發展出香精過敏症的風險也會跟著降低（溼疹患者特別容易發展出此類過敏症）。
- 許多溼疹患者支持將專門沐浴精油添加到溫水中的做法，他們用此法來軟化、保溼患部。重要的是，要輕拍患部，而不要以毛巾搓擦患部。最後，必須將皮膚保溼：定義上，溼疹是一種皮膚乾燥病況，而且幾乎不可能按摩太多軟化劑進患部內。
- 有嚴重香精過敏症的人，應避免香精與含香精的產品，有輕微香精過敏症的人，可能對於含香精的美髮產品或擦在衣服上的香水，尚能安然無恙。若他們懷疑某項產品有可能激發反應，則他們應在大範圍使用前，先於小範圍的局部皮膚上試看看（兒童皆應避免含香精的產品）。
- 並非人人都會對防曬產品中的同樣成份起反應，所以值得試試不同品牌的產品，直到找出引起不適的過敏原或刺激物為止。對化學物質敏感或易患溼疹的皮膚而言，只適合擦拭經標示為低度引起過敏的無香精防曬產品。無論是任何皮膚類型，都應避免酒精含量高的產品，因為酒精對皮膚具有高度的乾燥作用。要偏愛物理性的防曬產品，例如：二氧化鈦、氧化鋅，而非化學性的防曬產品。物理性的防曬產品能反射太陽的射線，而非吸收它們，它鮮少誘發皮膚反應。對於患有溼疹的皮膚，應試試專為敏感型肌膚設計的防曬乳液E45。

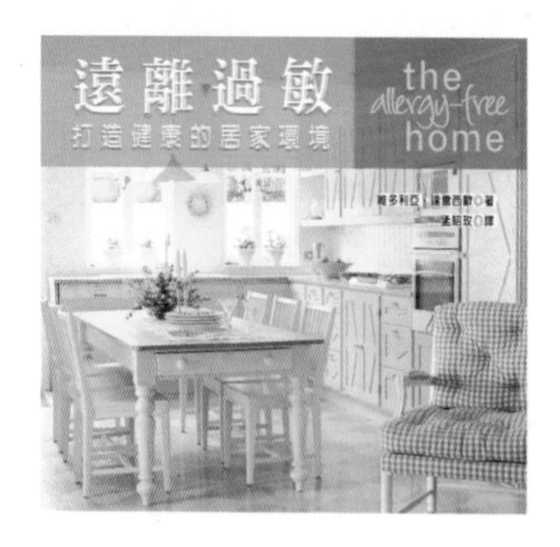

Metropolitan Culture Enterprise Co., Ltd.
4F-9, Double Hero Bldg., 432, Keelung Rd., Sec. 1,
TAIPEI 110, TAIWAN
Tel:+886-2-2723-5216 Fax:+886-2-2723-5220
e-mail:metro@ms21.hinet.net

國家圖書館出版品預行編目資料

遠離過敏：打造健康的居家環境 / 維多利亞・達雷西歐（Vittoria D'Alessio）；孟昭玫譯
-- -- 初版 -- --
臺北市：大都會文化，2003〔民92〕
面；公分. -- --
譯自：The allergy-free home: a practical guide to creating a healthy environment
ISBN 986-7651-09-X（平裝）
1.過敏症
415.27 92019014

遠離過敏 the allergy-free home
打造健康的居家環境

作　　者：維多利亞・達雷西歐（Vittoria D'Alessio）
譯　　者：孟昭玫

發 行 人：林敬彬
主　　編：張毓如
編　　輯：黃淑玲
內文編排：像素設計 劉濬安

出　　版：大都會文化 行政院新聞局北市業字第89號
發　　行：大都會文化事業有限公司
110台北市信義區基隆路一段432號4樓之9
讀者服務專線：（02）27235216
讀者服務傳真：（02）27235220
電子郵件信箱：metro@ms21.hinet.net
郵政劃撥：14050529 大都會文化事業有限公司
出版日期：2003年12月初版第1刷
2003年12月初版第2刷
定　　價：280元
I S B N ：986-7651-09-X
書　　號：Master-001

Printed in Taiwan

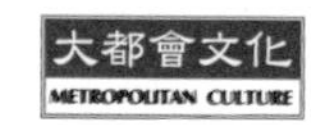